安宁缓和医疗系列丛书

U0251949

安宁疗护
之 生死教育

主编　刘艳

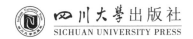

四川大学出版社
SICHUAN UNIVERSITY PRESS

图书在版编目（CIP）数据

安宁疗护之生死教育 / 刘艳主编． 一 成都 ：四川
大学出版社，2024.1
（安宁缓和医疗系列丛书）
ISBN 978-7-5690-6583-1

Ⅰ．①安… Ⅱ．①刘… Ⅲ．①临终关怀学 Ⅳ.
① R48

中国国家版本馆 CIP 数据核字 (2024) 第 029783 号

书　　　名：安宁疗护之生死教育
　　　　　　Anning Liaohu zhi Shengsi Jiaoyu
主　　编：刘　艳
丛 书 名：安宁缓和医疗系列丛书

选题策划：周　艳
责任编辑：倪德君
责任校对：李　梅
装帧设计：墨创文化
责任印制：王　炜

出版发行：四川大学出版社有限责任公司
　　　　　地址：成都市一环路南一段 24 号（610065）
　　　　　电话：（028）85408311（发行部）、85400276（总编室）
　　　　　电子邮箱：scupress@vip.163.com
　　　　　网址：https://press.scu.edu.cn
印前制作：四川胜翔数码印务设计有限公司
印刷装订：成都金阳印务有限责任公司

成品尺寸：170 mm×240 mm
印　　张：12
字　　数：236 千字

版　　次：2024 年 5 月 第 1 版
印　　次：2024 年 5 月 第 1 次印刷
定　　价：58.00 元

本社图书如有印装质量问题，请联系发行部调换

扫码获取数字资源

四川大学出版社
微信公众号

编委会

前　言

　　作为安宁疗护工作者，我们每天都在工作中经历着对生死的情感律动，服务着、感慨着、接受着和感悟着，也在这种情感律动中珍惜和敬畏生命。无数的医学典籍都在用技术、规范、指南来彰显或者抢救生命，或者珍惜生命，或者善待生命的主旨，而谈论死，却让多数医务人员"难以启齿"，因为我们每个人都不希望看到或者听到"死"这个字。传统的避讳、传统的感知，使安宁疗护、生死教育成为小众话题，在这方面著书立说也面临抉择的艰难。

　　随着社会的发展，人们对生死质量的要求提高，对安宁疗护服务和生死教育的需求越来越迫切。但长期以来，我国民众忌讳"谈死"，学校和社会教育缺乏对生命的探讨和思考，即便是医学院校的教材中，也存在生死教育的短缺，医务人员多是在抢救、紧急出诊等"生死时速"的实战中去感悟生死，而缺乏系统性生死教育。每个人都想拥有精彩的人生，虽然生命有来就有去，但如何敬畏生命、过高质量的生活，需要正确的教育和引导。遗憾的是，我们对生死教育的重视还不够，在教育内容、时长、方式、方法等方面并没有形成体系，使其不断被边缘化、形式化。

　　多年的临床工作体验，让我们责无旁贷，迫切地想写一本关于生死教育的书籍，这既是出于我们对全生命周期健康的责任，也是出于我们对安宁疗护学科的职业情感。只要是自己真心喜欢的事，只要是自己真心愿意做的事，那么职业付出就是一种乐趣，就是一种境界，就是一种享受。我想，这种职业情怀，就是我们编撰此书的原始动力吧！

　　正如陆游名句："纸上得来终觉浅，绝知此事要躬行。"我们的编写团队由从事安宁疗护工作多年的医师、技师、护士、心理咨询师和社工等组成，成员均有着丰富的安宁疗护临床经验和实操技能，我们秉持着务实精神编写了这本可供生死教育实际操作的参考书。我们凝练学科理论知识、聚焦临床照护实践、升华生死教育感悟，经过一年多的编写与修改完成本书的终稿。本书是从安宁疗护工作者的视角总结和提炼出来的安宁疗护之生死教育的知识汇总与经验之谈。

本书集教育与照护于一体，涉及内容广泛，从生死教育观念、伦理、法律到对患者的生理、心理、社会和精神的具体照护技巧；服务对象覆盖儿童、成年人、老年人。

本书融专业与科普于一炉。安宁疗护工作者可以从本书中获得安宁疗护之生死教育的知识和实操技能，民众可以从本书获得安宁疗护相关的科普知识和照护技巧。

作为安宁疗护工作者所编写的生死教育书籍，本书不是还原我们所经历的生死现场，更不是简单的经验汇总，而是总结和提炼出我们在生死现场如何用专业的职业能力服务于我们的服务对象。本书注重理性而不乏感性，发乎于情、守之以礼、不乱于心、不困于形，希望其能在生死教育议题上带给读者一份安慰。

本书密切联系临床实践，内容新、概念新、结构新，可作为大学学历教育的选修教材、社区护理和养老机构工作人员的读本，也可作为在职医务人员的参考书籍。

刘　艳

2024 年 4 月

目　录

第一章　安宁疗护简介……………………………………………（ 1 ）

　第一节　概述…………………………………………………（ 1 ）

　第二节　安宁疗护的目标和任务……………………………（ 6 ）

　第三节　安宁疗护和生死教育………………………………（ 9 ）

第二章　死亡及其质量……………………………………………（11）

　第一节　认识死亡……………………………………………（11）

　第二节　死亡质量……………………………………………（19）

第三章　生死观……………………………………………………（27）

　第一节　生死观的概念………………………………………（27）

　第二节　中西方生死观………………………………………（29）

　第三节　生死教育概述………………………………………（35）

第四章　生前预嘱和预立医疗照护计划…………………………（40）

　第一节　生前预嘱和预先指示………………………………（40）

　第二节　预立医疗照护计划…………………………………（45）

第五章　围终期的沟通技巧………………………………………（53）

　第一节　围终期概述…………………………………………（53）

　第二节　围终期医患沟通……………………………………（55）

　第三节　安宁疗护在围终期的作用…………………………（62）

第六章　舒适照顾…………………………………………………（65）

　第一节　舒适照顾概述………………………………………（65）

　第二节　舒适照顾的方法……………………………………（67）

第七章　儿童安宁疗护 ………………………………………………（79）

　　第一节　儿童安宁疗护概述 ……………………………………（79）

　　第二节　儿童安宁疗护要点 ……………………………………（83）

第八章　老年慢性病患者的整体关怀 ……………………………（91）

　　第一节　老年慢性病概述 ………………………………………（91）

　　第二节　慢性病整体关怀 ………………………………………（97）

第九章　生命终末期患者及其家属的社会－心理、精神照护………（108）

　　第一节　社会－心理照护 ………………………………………（108）

　　第二节　精神照护 ………………………………………………（119）

第十章　安宁疗护常用的辅助疗法 ………………………………（125）

　　第一节　芳香疗法 ………………………………………………（125）

　　第二节　尊严疗法 ………………………………………………（134）

　　第三节　园艺疗法 ………………………………………………（139）

　　第四节　音乐疗法 ………………………………………………（144）

第十一章　悲伤与悲伤辅导 ………………………………………（150）

　　第一节　悲伤的概述 ……………………………………………（150）

　　第二节　悲伤辅导 ………………………………………………（153）

第十二章　我国殡葬相关政策、法规 ……………………………（161）

第十三章　医务社工及其在生死教育中的工作方法 ……………（163）

　　第一节　社工与医务社工 ………………………………………（163）

　　第二节　医务社工在生死教育中的工作方法 …………………（166）

第十四章　安宁疗护中的伦理与常见法律问题案例分享…………（170）

　　第一节　伦理概念 ………………………………………………（170）

　　第二节　安宁疗护中的伦理困惑及处理原则 …………………（176）

　　第三节　安宁疗护中的常见法律问题案例分享 ………………（180）

第一章　安宁疗护简介

第一节　概述

一、安宁疗护的内涵

安宁疗护（Hospice Care）这个名词逐渐为我国民众所了解。过去几十年，出现的相关词汇有临终关怀、舒缓治疗、姑息关怀等，多达十几个。仔细研究，这些概念间是有些许不同的，但现阶段应该做的不是仔细去区分概念间的区别，而是共同向着提高生命终末期的生活质量努力开展工作。国家卫生计生委在2017年发布了《安宁疗护实践指南（试行）》，对这一学科给出了适合我国国情的统一称谓，即安宁疗护，同时指出，安宁疗护实践以临终患者及其家属为中心，以多学科协作模式进行，主要内容包括疼痛及其他症状控制，舒适照顾，心理、精神及社会支持等。我国每年死亡人数近千万，这些人在生命终末期多数需要接受安宁疗护。

虽然安宁疗护与传统医学都是为患者提供服务，为减轻患者的病痛而努力，但不一样的是，传统医学以救死扶伤为使命，寻求将疾病治愈或让疾病程度减轻的措施，以便患者可以尽快回归日常生活，而安宁疗护专注于那些罹患不可治愈性疾病（如癌症晚期等）、预计生存期有限的患者及其家属，强调将患者视作具有生理、心理、社会和精神的整体人（全人），追求的目标是让其有限的生命更加有品质、有尊严，家属也能更加坦然地与患者相处，最终减少遗憾，生死两相安。但需要指出的是，安宁疗护不是放弃治疗，而是以患者为中心，从患者的实际感受和需求出发，在激进的治疗措施已经不再起作用的阶段，在与患者及其家属充分讨论、沟通的基础上选择患者所需的恰当的治疗及护理，舍弃过度治疗和无效治疗，施以更加以人为本的、具有专业特色的医疗护理等多学科处理措施，同时为患者及其家属赋能，重建生命终末期的生活秩序。安宁疗护所倡导的全人护理理念其实也同样适用于传统医学，但由于现阶段医务人员精力有限或缺乏全人护理理念，因而没有更多去关注和处理患者身体不适之外的问题。安宁疗护认为生老病死是不可抗拒的自然规律，虽然强调关注生命质量，不刻意去延长患者的生存期，但对患者的整体关怀有时也可能带来生存期的延长，而这种延长是自然的。

二、安宁疗护的起源和发展

（一）我国安宁疗护的萌芽

早在春秋战国时期，孔子《礼记·礼运》中即述，"使老有所终，壮有所用，幼有所长，矜、寡、孤、独、废疾者皆有所养"，其中"老有所终"和"皆有所养"的提法说明古人即有意识地去拒绝生命终末期的各种痛苦。广为流传的庄子于妻子去世后鼓盆而歌的故事更表明道家不提倡忍着病痛苟活，明白死亡亦可以是一件好事。唐朝，长安、洛阳设置了悲田养病坊，宋朝也在开封设立福田院，负责收养鳏寡孤独的老年人与孤儿，到后期，福田院更是增设至县城。元朝的众济院，明朝的养济院、资善堂、粥厂等机构，以及清朝在北京设立的普济堂等，均为性质相近的国家救济机构，居住于这类机构的人一般在死亡后也能得到相应的殡葬服务。这些国家救济机构所从事的活动即是安宁疗护的萌芽。

（二）我国当代安宁疗护的发展

1988年，天津医学院（现天津医科大学）成立了我国内地首家临终关怀研究中心，成为我国当代安宁疗护的起源。从那以后，全国各地建设了一批安宁疗护机构或病区用于收治生命终末期患者。2017年，国家卫生计生委办公厅发布《关于开展安宁疗护试点工作的通知》，选定北京市海淀区、吉林省长春市、上海市普陀区、河南省洛阳市和四川省德阳市开展首批安宁疗护试点工作，2019年再选择70余个城市（区）进行第二批试点。在总结与推广前两批安宁疗护试点工作经验的基础上，2023年再次选择北京市、浙江省、湖南省为第三批国家安宁疗护试点省（市），天津市南开区等61个市（区）为第三批国家安宁疗护试点市（区）。与此同时，各省（市）也在积极推行本省（市）的安宁疗护试点工作。国内安宁疗护实体做得较早且获得普遍认可的是四川大学华西第四医院姑息医学（Palliative Medicine）病房，该病房创始人将英国姑息关怀（Palliative Care）和安宁疗护的理念引入国内，创建了姑息医学科，专业从事安宁疗护相关工作。该团队经过近 30 年不懈努力，已经发展成为 50 人左右，由医师、护士及社工、文职人员、心理咨询师等组成的安宁疗护专业队伍，年服务住院患者上千人、居家晚期癌症患者 500 余人，且同时服务于患者的家属。在国家越来越重视安宁疗护的背景下，该团队自 2018 年以来已开展"医护执业者骨干姑息医学/安宁疗护培训班"近 20 期，通过理论加实践的方式培养来自全国各地的安宁疗护医护骨干上千名。近年，国家层面及各省市陆续出台安宁疗护相关支持性文件，使全国各地安宁疗护发展迅速，中华护理学会也于 2019 年开始培养安宁疗护专科护士，深圳于 2022 年修订《深圳经济特区医疗条例》，将与安宁疗护息息相关的重要一环——生前预嘱在该条例第七十八条中固化下来并于 2023 年 1 月开始实施，在全国掀起了安宁疗护实践的又一浪潮。可以说，我国的安宁疗护已经驶上了良性发展的轨道，但相较人民群众日益增长的生命终末期健康照顾需求而言，安宁疗护事业才刚刚起步，还有巨大的发展空间。

（三）国外安宁疗护的起源和发展

4 世纪，天主教徒为朝圣者在宗教场所之外设置了庇护所，并且在朝圣路途上设置了休息的驿站以及专门收容贫病者的机构，后来这些机构逐步演化为帮助濒临死亡者的机构，称"Hospice"，即安宁院。19 世纪后期，都柏林修女玛莉·艾肯亥（Mary Aitkenhead）将其修道院用作专门收容癌症末期患者的安宁院，以爱心照顾他们。后来，另一家收容癌症末期患者的圣·约瑟夫安宁院（St. Joseph's Hospice）在伦敦建立。此阶段对癌症末期患者的照顾均基于修女们的爱心，没有专业内涵。1967 年，西西里·桑德斯（Cicely Saunders）在英国伦敦创建了集医疗照护与爱心照护于一体的圣·克里斯多弗安宁院（St. Christopher's Hospice），它既是患者住院机构，又能开展家庭照护服务，为患者提供与传统治疗大不相同的照护，达到缓解生命终末期患者及其家属的痛苦的目的。她的这一举动被誉为"点燃了世界安宁疗护运动的灯塔"。自此以后，美国以及欧洲一些国家纷纷效仿，建立了自己的安宁疗护机构。安宁疗护的理念引起耶鲁大学护理学院院长佛罗伦斯·瓦德（Florence Wald）的兴趣，她邀请西西里·桑德斯到耶鲁大学担任客座教授宣传安宁疗护理念，且 1968 年亲自去英国学习，回国后建立了美国第一所安宁院——康涅狄格安宁院（Connecticut Hospice），并于 1974 年开始提供居家安宁服务，又于 1979 年开设独立的安宁住院机构。之后，美国的安宁疗护事业得到高效、蓬勃发展。

安宁疗护在亚洲以日本、新加坡等国发展较为迅速。至 2015 年，全球已有 136 个国家和地区建立了安宁疗护机构，20 个国家和地区将安宁疗护纳入医保体系。死亡质量指数较高的国家或地区均建立有较为完善的安宁疗护教育培训体系及安宁疗护服务质量评价体系。2017 年，美国已有 4515 家经医疗保险机构认证的安宁疗护机构和团体；2016 年年底，英国已有 220 多家安宁疗护机构。

三、安宁疗护的服务对象和范畴

（一）服务对象

安宁疗护的服务对象主要是那些罹患不可治愈性疾病，经医疗机构执业医师明确诊断为疾病终末期，预计生存期在 6 个月以内（各国家和地区有差异），且有安宁疗护服务需求的患者及其家属。事实上，多种状况的人群均需要接受安宁疗护，如慢性病晚期或恶性肿瘤晚期、病情突发变化使近期死亡不可避免、突发公共卫生事件或灾难威胁生命、不可逆转的植物状态、出生缺陷致生命有限等人群。因此，从新生儿到逾百岁的老年人，均有可能是安宁疗护的服务对象。

（二）服务范畴

围绕提高生命终末期患者及其家属生活质量的目标，多学科安宁疗护团队的服务范畴广泛，涵盖但不限于以下服务。

1. 症状控制

医护团队应该充分评估和观察患者的常见症状。在生命的终末阶段，患者可能会经历多种多样的症状，常见的症状有几十种，包括但不限于疼痛、呼吸困难、咳嗽、咳痰、咯血、恶心、呕吐、呕血、便血、腹胀、便秘、水肿、发热、厌食、恶病质、口干、睡眠/觉醒障碍（失眠）、谵妄、顽固性呃逆、肌阵挛/抽搐等。在对症状进行全面、准确评估的基础上，协商制定控制症状的最佳方案，包括药物治疗及非药物治疗，以减轻或缓解症状，减少患者身体痛苦。

2. 舒适照顾

评估和观察患者舒适状况，包括但不限于病房或居家环境管理、床单元管理、身体清洁、促进睡眠、营养支持、管路维护、排泄护理、体位护理等。在此基础上制定操作要点、指导要点和注意事项，提供安全舒适的护理服务。

3. 濒死期照护

评估和观察患者濒死期状况，包括但不限于噪声性喉鸣性呼吸（临终吼鸣）、脱水、谵妄、感知觉减退、皮肤湿冷等。采取相应的护理措施，并及时通知家属，做好善终和善后准备。

4. 心理关怀

进行心理测量和评估，明确患者存在的心理问题和服务需求，制定心理关怀方案。言语沟通时应尊重患者，建立信任关系，采取适当的情绪疏导方式，尽力消除患者的不良情绪。

5. 社会支持

正确评估患者的社会需求：治疗带来的经济负担，担心父母或孩子、社会地位、自我形象等，引导亲友陪伴和照料患者，坦诚，沟通（倾听），表达同理心和关爱。链接社会资源，维护患者在医疗保障、社会福利、慈善捐助、法律等方面的权益。

6. 精神照护

评估患者的精神需求和心灵痛苦，开展生死教育，陪伴和引导患者回顾生命、思考人生价值，探寻生命意义，助其达成心愿，得到内心安宁。有宗教信仰者，应予尊重。

7. 悲伤辅导和居丧照护

患者去世前后，协助家属在合理时间内表达悲伤情绪，使其正常地经历悲伤并从悲伤中恢复。患者去世时，多学科安宁疗护团队应表现出对逝者的尊重，鼓励并指导家属参与遗体护理，保持遗体清洁、面部安详，这可以使家属感到莫大的安慰。后续借助社会支持系统对家属加以慰问和关怀，并定期随访帮助家属顺利渡过居丧期。

（刘 艳）

第二节　安宁疗护的目标和任务

一、安宁疗护的目标

维护和尊重生命，为服务对象提供支持系统，包括帮助患者尽可能地以积极的态度生活，以及帮助家属正确地对待患者的疾病过程和面对亲人患病的哀伤。安宁疗护重视生命质量，是有效地干预疾病、缓解疼痛及控制其他痛苦症状的临床医疗服务，在提供支持系统的同时，整合心理关心和精神照护为一体的服务过程。安宁疗护服务主要包含下述目标。

（一）改善症状，减轻痛苦

生命终末期患者通常遭受疼痛、恶心呕吐、呼吸困难等多种症状的痛苦折磨，安宁疗护在给予患者相应的药物治疗外，还可通过心理疏导、艺术治疗、芳香疗法等辅助手段为患者提供控制疼痛及其他不适症状的服务及舒适照顾。

（二）维护尊严，提高生命质量

开展生死教育，帮助人们树立正确的生死观。为生命终末期或老年患者提供专业医疗照护和人文关怀，尊重患者，将患者意愿放在首位，维护患者的外观形象及人格尊严，帮助患者舒适、安详、有尊严地渡过生命终末期。

（三）关怀家属，建立良好生活模式

组建由多学科人员参与的安宁疗护团队，针对家属存在的主要负面情绪采取措施，如通过心理辅导、精神抚慰等措施给予家属全程、全方位的支持，帮助家属有效地调整哀伤情绪和恢复社会适应能力。

（四）合理利用医疗资源

对于生命终末期患者而言，一旦激进的干预治疗不再有效或者不再恰当，处理的焦点就应该转变为安宁疗护。在尊重患者个人意愿的前提下，不再对患者进行过度治疗增加其痛苦，对医疗资源进行合理利用。

（五）完善安宁疗护服务体系和服务标准

完善安宁疗护多学科服务模式，开展安宁疗护服务；建设区域安宁疗护中心，指导区域安宁疗护工作；推进医疗机构开设安宁疗护病区或床位，加快安宁疗护机构标准化、规范化建设；积极开展社区和居家安宁疗护服务，建立各级安宁疗护服务标准；探索建立医疗机构、社区和居家安宁疗护相结合的工作机制，形成畅通合理的转诊制度等。

二、安宁疗护的任务

为患者提供个体化、全面的诊疗服务，让患者获得最大限度的舒适。组成多学科安宁疗护团队，从不同方面去帮助患者，让每个人尽可能获得公平和可及的关怀。除医疗机构外，社区相关机构也应该普及此类服务。

（一）提供个体化的服务

每个人都是独特的个体，面临不同的境遇及痛苦。安宁疗护应该对生命终末期的每个人创建个体化的服务计划，为患者提供知情讨论和制订诊疗计划的服务，充分了解患者所想，尊重患者意愿，根据患者具体情况制定合适的治疗方案。

（二）每个人都能够获得公平和可及的关怀

每个人都应平等地从社会中获得生命终末期关怀。无论是否为节假日，多学科安宁疗护团队都应向患者提供 24 小时可及的服务。针对难治性疼痛和出现的各种不良症状，不应仅于"上班时间"才为其提供服务。

（三）提供最大程度的舒适

对患者进行全程、定期评估，通过合理的医疗技术手段及良好的沟通关怀，尽可能让患者达到身体、心理、社会等各层面的舒适。

（四）多学科团队的协同关怀

探索建立以生命终末期患者及其家属为中心，多学科安宁疗护团队协作的服务模式，为生命终末期患者提供疼痛及其他症状控制、舒适照顾、心理慰藉等服务，对患者及其家属提供社会支持、心理支持、生死教育和人文关怀等服务，并制定服务规范和标准。多学科安宁疗护团队成员间应经常性沟通，掌握患者的需求、照护计划，并且协同工作。

（五）所有医疗场所的安宁疗护团队都应给予患者关怀

无论患者处于哪类医疗机构，安宁疗护团队都应具有同理心，通过技能化和专业化的服务给予患者关怀，给予患者自主的权力，愿意在情感方面给予患者支持和具体的帮助。

（六）积极探索安宁疗护服务新业态

通过开展网上预约、在线随诊、健康咨询及智慧医疗等途径提高安宁疗护服务的便捷性，满足患者个性化安宁疗护服务需求。逐渐形成医疗机构、社区和居家、医养结合、互联网＋等多种安宁疗护模式。

（七）实施安宁疗护服务质量控制和行为监管

研究制定安宁疗护准入标准和服务流程规范，积极探索细化居家安宁疗护服务标准，统一社区、居家安宁疗护的服务流程、服务内容、服务方式及服务质量评价标准等。建立科学合理的用药流程，加强特殊药物使用管理及预防不良反应方案，制定并落实安宁疗护服务毒麻精神类药物相关管理制度。

（八）开展专业人才培养

包括医学（含中医）、护理、药学、心理、营养、社会工作、志愿者等在内的多学科安宁疗护工作人员均应得到专业培养。在医学继续教育中，增加安宁疗护相关知识和技能的内容和比重，分层分类开展安宁疗护普及性教育及专业性培训。将安宁疗护理念与服务向综合医院、中医（中西医结合）医院、社区卫生服务机构、护理机构、养老机构的医务人员等进行宣传和延伸，举办安宁疗护专业培训班、安宁疗护论坛，促进安宁疗护服务规范化、专业化，提升安宁疗护服务质量和服务能力。

（九）完善服务价格收费体系

营利性医疗机构可自行确定安宁疗护服务内容和收费标准。非营利性医疗机构提供的安宁疗护服务，属于治疗、护理、检查检验等医疗服务的，按现有项目收费；属于关怀慰藉、生活照料等非医疗服务的，不作为医疗服务价格项目管理，收费标准由医疗机构自主确定。积极探索按床日付费等多样化支付方式，对安宁疗护机构和科室逐步实行个性化绩效评价，提高医务人员积极性。

充分发挥基金会、慈善机构等社会组织的作用，规范社会捐赠资金、物品的使用，多途径推动安宁疗护发展。

（十）为制定安宁疗护相关政策提供实践依据

（1）注重患者及其家属的需求：通过调查、访谈等方式了解患者及其家属对安宁疗护的需求、反馈及希望得到的支持和关注，根据他们的实际情况和意见，做出更加贴近患者及其家属、可行性和可操作性强的政策建议。

（2）以临床实践为根本：多学科安宁疗护团队对患者进行疾病诊断和预后评估、身体症状及社会-心理等全方位评估以及病情观察、照护等，从大量的临床实践中总结经验，为制定安宁疗护相关政策提供依据。

（3）充分发挥行业学会、协会等专业学术组织的作用：了解国内外安宁疗护政策和法规的制定背景、目标和内容，关注国内外安宁疗护领域的研究成果，研究其最新进展和有效实践，以及国内外安宁疗护专业组织发布的相关指南和建议，制定符合我国国情的安宁疗护相关标准及指南。

（罗　月）

第三节　安宁疗护和生死教育

生死教育是一个研讨生与死之间关系的教学历程。它也探讨人际关系以及人与其所处环境之间的关系。帮助人们确立个人的生死观，是生死教育的重要一环。生死教育以人为本，重点是谈论人，谈论人的整体性和生活质量，而不是死亡本身。生死教育可以将人们对死亡的心理反应调整到较佳状态。安宁疗护与生死教育的关系如下。

一、生死教育可提高民众对安宁疗护的认知度

现实生活中，我们见到过无数在临终时痛苦挣扎的患者，他们中有几人心甘情愿忍受这些痛苦？其实大多数人之所以在这时候忍受痛苦，是被动的选择，他们认为人死前经历这些痛苦是无法避免的。在这样的背景下，国内近几年对有关死亡的自主权、尊严死之类的讨论日益增多，希望在自己有决定权时能够定下生前预嘱，实现"优逝"的人群比例也越来越高。安宁疗护正是可以缓解生命终末期患者痛苦，提高他们的生活质量，帮助患者实现"优逝"愿望

的良好方案。但目前，即使是医务人员，对安宁疗护的认知也处于较低水平。因此，有必要在生死教育的内容中增加安宁疗护理念及基本内容的传输，让人们普遍知道，在生命终末期还有安宁疗护可选。

二、生死教育是安宁疗护的重要组成部分

安宁疗护是为了减轻人们生命终末期的痛苦，让生与死的衔接变得更加自然。虽然安宁疗护实体所服务的对象是终末期患者及其家属，但在教育层面上的安宁疗护，其对象应该是全民。如果能在探讨生命意义的同时，也讨论死亡相关的话题，改变人们对死亡的未知状态，宣传安宁疗护对于生命终末期痛苦的缓解、对于生活质量提高的实质意义，让民众将生命终末期接受安宁疗护作为一项重要的选择，有助于改善其惧怕死亡的心理。所以，生死教育的开展可以促进安宁疗护的发展，也可以认为，生死教育是安宁疗护的重要组成部分，安宁疗护工作人员，非安宁疗护专业的相关研究者、爱好者等均可通过各种途径致力于开展生死教育，提高人们生命终末期生活质量。

参考文献

[1] 何云涓. 安徽地区医务人员安宁疗护态度、认知情况及影响因素研究 [D]. 合肥：安徽医科大学，2020.
[2] 王丽梅，邸淑珍，刘梅，等. 石家庄地区医护人员对安宁疗护的态度及影响因素 [J]. 医学研究与教育，2018，35（5）：61-65.

（刘　艳）

第二章　死亡及其质量

第一节　认识死亡

一、死亡的定义和相关争议

（一）死亡是什么？

对死亡的定义是人类世界观一个重要的内容，是一个永恒的话题。从人类意识觉醒开始关注"生命"的时候，也关注到它的"反面"——死亡，两者相辅相成，不可分割。对死亡的理解随着对生命理解认识的深入也在不断深入。传统意义上对死亡的定义通常都停留在哲学层面的描述。随着科学的进步和发展，人类社会开始用科学的方法对死亡进行探索，从肉眼可见的表象到细胞甚至基因层面不断深入。在医学飞速发展的 20 世纪 30 年代，人们开始从医学角度关注人类死亡；在 60、70 年代由于脑死亡定义的出现，这种讨论达到顶峰，且涉及医学、社会学、法律学、公共政策等各个方面。

1. 中国传统文化对死亡的定义

中国传统文化中对死亡的定义来自中医，中医对死亡的定义有两种主流的学说：失神说，即失神者死，得神者生；气散说，即气聚则生，气散则死。这两种学说里的"神"和"气"不是指具体的、可以感知的物质，是具有抽象性和形而上特征的概念。

2. 西方文化对死亡的定义

西方文化里最具有代表性的死亡定义是罗伯特·威契（Robert Veatch）的死亡理论。罗伯特·威契将死亡定义区分为 4 个层次：①死亡的形式定义；

②死亡的概念；③死亡的关键部位；④死亡的标准。他对死亡的定义是："死亡意味着一个活体状态的完全改变，这种改变被鉴定为某些特征的丧失，而这些特征对于活体来说，在本质上是重要的。"

3. 死亡定义的演变和争议

长期以来，人们把心脏看作人体的中心器官，即罗伯特·威契死亡定义里的"关键部位"，视心脏死亡为人死亡的标志。《布莱克法律词典》在 1951 年对死亡定义为："生命之终结，人之不存，即在医师确定血液循环全部停止以及由此导致的呼吸脉搏等生命活动终止之时。"这一定义从病理学角度把血液循环的停止代表心脏搏动的停止，并置于呼吸脉搏（心跳）之前的地位。在医疗实践和人们日常生活中，人们也是把心脏搏动停止等同于人的死亡，其具有坚实的科学依据。但是随着医学的进步，心脏死亡标准的缺陷和由此带来的社会及法律冲突越来越明显，主要体现在几个方面。

（1）心脏和肺替代医疗器械的出现使患者在自身心脏和肺功能丧失之后，可以在医疗器械替代的情况下存活很长时间。患者"血液循环"的人工维持在有足够的资源支持的情况下永不停止，这类患者可不可以定义为"永生"？

（2）器官移植的兴起和发展对传统的心脏死亡定义形成挑战。自 20 世纪 50 年代美国成功进行肾移植以来，其他器官移植也取得了很大成功。移植器官主要来源是刚刚因为心脏停止搏动导致血液循环停止而被宣布临床死亡的遗体，但是移植器官存活的基本条件是必须保证这些器官有充足的来自血液循环的氧气和营养的供给，如果以"血液循环的停止"作为人死亡的标准就会导致待移植器官存活率大幅降低，而导致移植失败。反之，除了家属主动贡献器官外，在血液循环未停止的机体上获取器官则严重违背了伦理，甚至违反法律。

（3）不能解决植物人所带来的经济和道德问题。通常心、脑、肺三脏中任何一脏器死亡都会立即导致其余两个脏器死亡，进而导致个体死亡。由此，这三个重要器脏之间构成一个互为依托的因果链，然而现代医学的介入切断了这个因果链。人脑死亡之后，使用体外循环和呼吸机等现代医疗器械使患者在脑功能完全丧失的情况下继续维持心肺功能，从而使整个机体及其他脏器继续存活。这种继续存活的机体，俗称植物人。为了维持植物人生存，需要花费大量的医疗资源。用巨资维持植物人的生命，不仅加重国家和家庭的经济负担，而且造成卫生资源分配不公平，使部分原本可以得到救治的患者因缺乏资源而失去救治的机会。

（4）除了有生物属性外还具有社会属性，这是人区别于其他生物的最根本属性。处于生命终末期的患者在一定的社会关系中扮演一定的社会角色。人类社会对人的死亡通常定义为生物学死亡和社会学死亡两个层面，社会属性建立在生物属性之上，社会学死亡本质表现是人的社会属性丧失，在植物人状态下常见。全球有学者认为植物人因为发生了社会学死亡就不再是"人"，而仅仅是"活的细胞堆积体"，从"人"的角度可以判定已经死亡。现代医学认为体现人社会属性的生物学基础是脑而不是传统认知的心脏，因此，脑是决定个体是否死亡的重要中枢性器官。当人们从这个层面开始思考死亡的含义时，"脑死亡"概念就出现了。

4. 关于脑死亡

脑死亡概念的提出是现代医学快速发展的必然结果，是传统"心脏死亡"定义的补充和完善。1968年美国哈佛大学医学院首次提出了脑死亡概念（包括脑干在内的全脑功能丧失的不可逆状态），也制定了诊断标准，即著名的"哈佛标准"：①昏迷不可逆转，对外界刺激毫无感觉和反应；②自主呼吸永久性丧失；③两侧瞳孔散大、固定、对光反射消失，脑电波呈一条水平线等电位脑电图像；④以上各项检查结果在第1次检查后24小时复查不变者，才可诊断为脑死亡。近几年许多国家对"全脑功能丧失"的含义和标准以及脑电图的意义分歧较大。针对脑死亡定义和标准主要形成三个流派：全脑死亡、脑干死亡、高级脑死亡。

全脑死亡概念以美国哈佛大学学者为代表，他们认为，仅有脑干功能丧失不能代表脑死亡，脑死亡必须包括脑干和大脑功能同时丧失。针对诊断标准中脑电图表现是否作为脑死亡的必要条件或者仅作为一种辅助确诊的方法争议较大。

脑干死亡概念以英国学者为代表，英国先后3次公布了脑死亡标准，明确规定脑死亡的判定主要根据意识丧失、自主呼吸停止或者靠人工呼吸机维持，以及脑干反射消失，而不需采用任何确诊试验，如脑电图来证实。脑干死亡派认为，脑干是中枢神经系统的关键部位，它不仅控制心搏呼吸中枢和全部脑神经功能，而且还是意识的"开关"。一旦脑干被破坏，一切脑干反射和呼吸心搏功能全部消失，并且由于脑干上行网状结构的破坏而使大脑皮质的意识和认知功能丧失。因此，脑干功能丧失必将最终导致患者全脑功能丧失而死亡。

高级脑死亡流派学者认为人的知觉和认知不可逆的丧失就是死亡，尽管此时脑的某些部分（如脑干）仍保有一定的功能，但个体已死亡。他们认为，人的个体生命活动不仅有其生物性，而且有更重要的社会性，即每个个体不仅具有复杂的生理功能，而且还有更复杂的意识、认知、思维、行为和情感等活动，这也是人与一般生物体不同的特殊性。这些功能的丧失就标志着人的死亡。

5. 死亡判定的"双轨制"

1978 年，美国颁布《统一脑死亡法》（*Uniform Brain Death Act*），将脑死亡定义为包括脑干在内的全脑功能不可逆终止，并指出脑死亡的判定必须符合合理的医学标准。1980 年，美国统一法律委员会（Uniform Law Commission，ULC）颁布的《统一死亡判定法》（*Uniform Determination of Death Act*）对死亡的判定做出了明确的规定：①循环和呼吸功能不可逆终止；②包括脑干在内的全脑功能不可逆终止。死亡的判定必须符合公认的医学标准。这一法规于 1981 年得到美国医学和生物医学及行为研究伦理学问题总统委员会的认可。从此，死亡的判定出现了"双轨制"，即心肺死亡或脑死亡，任何一种死亡均可判定为死亡。

（二）从自然规律角度看待死亡

人作为个体要死亡，作为群体也会面临消亡，宇宙中的万事万物在时间的长河里，都要经历从出现到消亡的过程，包括宇宙自身。万事万物都要走向死亡、走向虚无，不管接不接受。"死亡是一个永远不会爽约的朋友，他一定按时在某个地方等着你。"

爱情、战争和死亡是人类三大"永恒的主题"。爱情是生命的萌芽，战争是生与死的搏斗，死亡则是一种生命形式的结局。

人的机体一直在进行新陈代谢，大自然有枯枝生新芽，有了死亡，新的生命才有机会出现，这一现象不断上演，人和自然才能得以生存和发展。

生和死是相互联系和相互制约的辩证统一。汉代扬雄云："有生者必有死，有始者必有终，自然之道也。"（《法言·君子》）古人已知道生与死是自然规律，诞生与死亡都是生命最本质的规定。

（三）死亡的意义

辩证唯物主义认为，否定是死亡的动因，也是新生的前提，人类在不断的否定中发展。死亡不是对生命的否定，不是生命的失败，老生命的死亡催生新生命的诞生。故乐生悲死不是人类面对生死的正确态度。中国古代思想家、哲学家庄子认为，生与死价值同等，生不等于"善"，死不等于"恶"，生不等于"是"，死不等于"非"，故生不必乐，死不必哀，要"哀生死、齐哀，乐生死、齐乐"，这就是庄子的"齐生死"理论。庄子躬行其哲学，其妻亡故，他非但不哭，反鼓盆而歌，体现了死亡和生命的价值和意义是等同的。

正如每个人的诞生有意义，每个人的死亡也有其意义。安宁疗护工作人员的任务之一就是通过尊严治疗、生命回顾等手段和方法帮助患者及其家属找到其生命和死亡的意义。

二、安宁疗护中关于死亡的话题

（一）濒死期一般表象

不同疾病的患者其濒死期会有不同的或者特征性的临床表现。表象是指在濒死期患者身上看到的表面现象，指的是症状和体征，实验室的检测结果不属于表象的范围。这些表象对医务人员判断患者正处于濒死阶段和预测生存期是十分重要的。

最常见的濒死期表象有以下的情况：

（1）躯体各器官的功能障碍和萎缩，并且极度衰竭，卧床。

（2）一天中大多数时间都嗜睡，进一步则进入昏迷。

（3）注意力集中的时间十分有限，对时间和空间的定向力丧失，或有激越性谵妄。

（4）不能够口服药物片剂，或者吞咽药物十分困难。

（5）极少或者不能进食和饮水，大小便失禁。

（6）呼吸模式改变，如潮式呼吸、噪声性喉鸣性呼吸（临终吼鸣）、呼吸暂停。

（7）心脏功能降低的体征，如皮肤的瘀斑瘀点、肢端厥冷、心动过速和外周脉搏细弱等。

一些学者还提到鼻唇沟变浅，男性患者出现中医的"缩阳"、濒死期射精表现等，这些表象尚待进一步的观察和证实。

（二）死亡路径

死亡的两条路径是典型的路径，不管是痛苦的路径还是通常路径，正在经历其中一条路径的患者并不会出现路径中所有的表现，可能只有部分或者某一个症状表现特别突出（图2-1）。

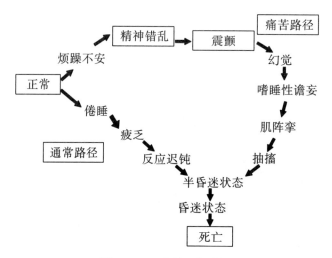

图 2-1 死亡的两条路径

痛苦路径指"坏"路径，正在经历该路径的患者，死亡质量很差。通常路径指"好"路径，患者会有一个高的死亡质量。

患者进入濒死期，安宁疗护团队，特别是医师通过医学手段让正在经历痛苦路径的患者回归到通常路径，是安宁疗护的重要工作内容。

三、安宁疗护在患者死亡过程中的角色和任务

（一）及时识别患者正处于濒死期

（1）及时识别患者正处于濒死期，有利于和患者及其家属就即将来临的死亡进行明确的沟通交流；医疗团队评估濒死期患者的需求和愿望，根据变化修改相关的决定。

（2）让患者与生命中很重要的人（家属和其他人）做好道谢、道爱、道歉、道别。

（3）有利于及时和患者家属讨论和决定患者之后治疗和关怀的范围。

（4）积极了解患者生命中很重要的人（家属和其他人）的需求，尽可能多地尊重和满足其需求。

（5）制订个体化关怀计划，包括食物、饮水、症状控制和心理的、社会的和精神的支持等，都需要达成共识。

不能够识别濒死期会对患者及其家属产生深远的负面影响，可能会导致患者及其家属出现以下情况：

（1）不能够意识到死亡即将逼近，没有做好面对死亡的准备。

（2）患者及其家属尽管意识到病情明显恶化，但是没有从安宁疗护团队那里得到任何肯定的信息，或是得到相互矛盾的信息，最终失去对安宁疗护团队的信任。

（3）患者更容易带着痛苦症状死亡，或者没有死亡于他们自己选择的场所。

（4）患者接受了不适当的心肺复苏（Cardiopulmonary Resuscitation，CPR）。

（5）心理的、社会的和精神的需求被忽视。

（6）带给家属更沉重的丧亲之痛。

（二）安宁疗护团队的主要角色

1. 维护生命终末期的舒适

生命终末期的症状缓解通常受益于先前一直在进行着的连续性的治疗。然而，先前控制良好的症状可能会复发、加重，或者也可能出现新的症状，及时处理并维护患者舒适至关重要。

2. 评估及调整所应用的药物

当患者呈现明显濒死状态时：简化所应用的药物；评估可能出现的问题，并且预先处方用于控制症状的药物；对口服药物吞咽困难的患者给药途径建议选择皮下或静脉等；评估临床辅助支持等的必要性，与患者及其家属就目前的处理措施讨论风险和受益，对减少或停止一些处理措施达成共识，停止不必要的检查和操作，如常规测量生命体征、监测血糖、定时翻身等。

3. 注意细节

濒死的患者反复呼唤医务人员，可能是因为他们有某种不舒服，如口干、关节僵硬、压力性损伤、尿潴留；因躯体保持的常态被打破而痛苦（在搬动患者之前应予以关注）。检查有没有人陪着他们，是否有谵妄。通过仔细观察，医师、护士、家属和其他照顾者一起讨论将有助于找出原因，指导进一步的治疗。

（三）濒死期常见问题的整体关怀计划和实施

1. 患者的病情正在恶化，正在逼近死亡，怎么做？

（1）告知家属/照顾者患者正濒临死亡。

（2）检查患者是否先前提出过希望的死亡场所，确保有适合于关怀濒死患者的环境。

（3）检查是否签署拒绝 CPR（Do Not Resuscitate，DNR）的相关文件。

（4）为家属提供恰当的口头和书面帮助信息。

（5）允许并鼓励亲友探访。

（6）给家属/照顾者提供联系电话，满足其与医院取得联系的愿望。

2. 患者可能会出现与濒死相关的痛苦症状，怎么做？

（1）治疗通常都有利有弊，应与患者或者家属讨论什么是重要的。

（2）每天定时对患者的症状和体征进行评估并进行相应的处理。

（3）医师要有明确的指示，如停止哪些检查或者医疗措施。

（4）医师要确保处方预期的药物，有备用医嘱（prn）。

3. 随着患者的病情恶化，营养需求可能会改变，怎么做？

（1）尽量满足和支持患者进食和饮水。

（2）如果有食物经呼吸道吸入的风险，与患者或家属/照顾者讨论是否还需要进食。

（3）考虑患者是否从输液中获益。

（4）每 3~4 小时给予 1 次口腔护理。

（5）为患者处方人工唾液。

4. 随着疾病的恶化，患者躯体照护的需求可能会增加，怎么做？

（1）尽可能地满足患者在卫生方面的需求。

（2）保持患者的皮肤完整。

（3）安置气垫床，观察患者是否有因翻身引起痛苦，每 2~4 小时翻身 1 次是否必须。

（4）每 4 小时评估 1 次小便状况，酌情应用尿垫、安置导尿管。

（5）观察处理尿潴留，这是引起谵妄的常见原因。

（6）对患者的大便情况做出评估，有无腹泻、便秘等。

（7）酌情进行跌倒风险评估。

5. 如何保护患者知情同意权？

（1）评估和检测患者的精神/行为能力。

（2）对于无知情能力的患者而又找不到合法代理人时，要从对患者利益最大化的角度制定关怀计划。

（3）明确记载患者不能够理解和签署关怀计划的知情同意书的情形。

（4）邀请家属/照顾者参与制定关怀计划。

（5）关怀计划是否让患者获得最佳受益，要与家属/照顾者达成共识。

参考文献

[1] 张国瑾. 脑死亡的概念和定义［J］. 国外医学（脑血管疾病分册），2003，11（4）：241－243.

[2] HUI D，PAIVA C E，DEL FABBRO E G，et al. Prognostication in advanced cancer：update and directions for future research［J］. Support Care Cancer，2019，27（6）：1973－1984.

[3] 梁国荣，陈淑菁. 濒死期男性射精现象的观察［J］. 老年学杂志，1989，9（3）：155.

（蒋建军）

第二节　死亡质量

一、死亡质量的概念和影响因素

（一）死亡质量的概念和内涵

1. 死亡质量的概念

死亡是一个多维度的体验，所以死亡质量也是一个不断演进、多维度、个体化的概念。

美国学者 Patrick 于 2001 年就提出，死亡质量是"患者对于死亡的偏好与患者死亡时观察到的与患者真实死亡状况的相近程度"。2006 年，Hattori 通过文献综述和对日本社区老年人善终的分析，将死亡质量定义为，"以个人和社会文化为基础，融入个人过去、现在和未来的多维度、动态变化的个人体验"。同年，Sears 等也提出，死亡质量意味着"健康的结果，可以最大程度地减轻痛苦，最大限度地提高患者意愿的自主性，同时尊重生命的神圣性"。2015 年，日本学者 Kim 等通过分析多个死亡质量定义后认为，非癌症患者的死亡质量应该"由患者自主决策的内在死亡质量和精神心理、医学和社会支持的外在死亡质量两部分组成"。2018 年，世界姑息关怀联盟认为，死亡质量可以被认作是对生命终末期的生命质量及濒死期的整个过程的整体评估与主客观感知。

2. 死亡质量的内涵

死亡质量的内涵可以从两个层面来看，即个体层面和社会层面。从个体层面看，死亡质量是指生命终末期患者需求的被满足程度，但是大多数社会文化习俗中人们都忌讳谈论死亡，造成了生命终末期患者需求没有引起足够重视。研究发现，大多数生命终末期患者在行走、呼吸、进食、认知等方面都会出现困难，伴有疼痛等痛苦症状，并且其痛苦程度不仅受生理因素影响，还受到社会、精神、心理因素的影响，如与家人的关系、成为他人的负担、对死亡的理解与接纳等。所以生命终末期患者的痛苦缓解程度，是评估其死亡质量的主要依据。从社会层面看，死亡质量关乎整个社会公共卫生与医疗系统，成熟完善的社会医疗政策，应涵盖安宁疗护的相关措施。在死亡质量较高的国家，国家医疗服务体系已涵盖安宁疗护服务项目。因此，一个国家的相关政策环境、社会环境是决定一个社会死亡质量整体水平的重要因素。

(二) 死亡质量的影响因素

死亡质量的影响因素很多，大致可以分成两类：一类是患者个体相关的因素，另一类是社会相关的因素。

1. 患者个体相关的因素

有研究表明，老年患者死亡质量较年轻患者更高，可能与他们对死亡接受度更高有关。住院天数长的癌症患者死亡质量更高，有研究进一步发现住院天数为 22~84 天会提高患者的死亡质量，可能与住院天数越长，与医务人员沟通越充分，越有利于缓解症状、改善心理状况有关。有丧亲经历的患者死亡质量较未有丧亲经历的患者更高，丧亲经历是终末期癌症患者死亡质量的保护因素，可能与丧亲经历影响患者对死亡的认知，更能理性对待死亡和提前做出安排有关。比较医院、安宁疗护机构和家庭 3 个死亡场所，发现选择在家中死亡的患者死亡质量更高，可能与患者在家中有熟悉的环境和熟悉的人，更加安心，能获得更多精神抚慰和亲情有关。由于生命终末期患者普遍存在对死亡的恐惧，所以死亡恐惧水平较低的患者死亡质量较高，可能因为他们更能获得精神上的安宁。

2. 社会相关的因素

首先是来自家庭的因素，家庭成员对患者精神心理的支持、日常生活的照料及承担医疗护理费用的经济能力等都会直接影响患者的死亡质量；此外，受儒家孝文化思想影响，如果家属不顾患者反对不惜一切代价过度治疗和抢救患者，也会增加患者痛苦，降低死亡质量。其次是来自医院的因素，研究表明，生命终末期患者在安宁疗护病房的死亡质量高于普通病房，并且照顾患者的医务人员如果接受过安宁疗护专业培训且工作年限较长，则患者死亡质量较高。最后，社会资源如医疗保险是否覆盖安宁疗护诊疗项目，养老机构、医养结合机构、护理院等是否具有提供生命终末期患者安宁疗护的人力资源等，也会影响患者的死亡质量。

二、死亡质量的评价

（一）死亡质量的评价指标

根据死亡质量的内涵，我们把死亡质量的评价指标分成社会死亡质量评价指标与个体死亡质量评价指标。

1. 社会死亡质量评价指标

（1）死亡质量指数（Quality of Death Index）：死亡质量指数是指一个国家或地区向成年人提供的安宁疗护的质量，是社会死亡质量的重要评价指标。死亡质量指数共有 20 个指标，可分成 5 个类别，分别是安宁疗护与医疗环境（权重 20%，4 个指标，涵盖安宁疗护与医疗框架）、安宁疗护人力资源（权重 20%，5 个指标，衡量医疗护理的供应情况和专业人员以及支持人员的培训）、安宁疗护的可负担程度（权重 20%，3 个指标，评估安宁疗护公共资金支持的供应情况和患者的经济负担）、安宁疗护服务质量（权重 30%，6 个指标，评估质控指导方针的存在、阿片类镇痛剂的供应情况以及专业医疗人员与患者在治疗中合作的程度）、安宁疗护的公众参与度（权重 10%，2 个指标，衡量志愿者服务情况和公众对安宁疗护的认识）。

（2）其他社会死亡质量的评价指标：除了死亡质量指数之外，世界安宁缓和医疗联盟（Worldwide Hospice Palliative Care Alliance，WHPCA）将安宁疗护的政策环境、生死教育、安宁疗护的可及性、安宁疗护的社会推广度作为衡量社会死亡质量的四个方面，并于 2018 年出版了《全球安宁疗护地图集》。欧洲缓和医疗协会（European Association for Palliative Care，EAPC）则将生死教育、阿片类镇痛药物使用、政策支持、社会文化环境及公众态度等作为衡量欧洲各国社会死亡质量的主要标准。

2. 个体死亡质量评价指标

从个体层面来看的死亡质量评价指标是多维度的，是评价个体在生命终末期的生命终质量，包括生理的、心理的、社会的、精神的照护质量，也包括死亡准备和死亡情境等内容，即生命终末期患者的需求在多大程度上能被满足。2022 年全球多个国家和地区的死亡质量评估采用的就是个体死亡质量评价的 13 个指标：

（1）环境清洁、安全、舒适。

（2）患者能够在选择的场所被照顾和离世。

（3）医务人员提供了适当水平和质量的延长生命的治疗。

（4）支持患者精神、宗教和文化需求。

（5）不同照顾者很好地协作。

（6）医务人员控制疼痛和不适达到患者期望的水平。

（7）医务人员提供支持，帮助患者情绪上的应对。

（8）鼓励患者与朋友和家庭保持联系。

（9）帮助解除患者非医疗上的担忧。

（10）医务人员清晰、及时告知信息以便患者能够做出明智的决定。

（11）医务人员提问足够的问题以理解患者需求。

（12）大多数医务人员友好和富有同情心地治疗。

（13）经费不是患者获得适当照护的障碍。

（二）死亡质量的评估量表

下面主要介绍濒死及死亡质量问卷-31（Quality of Dying and Death-31，QODD-31）和善终清单（Good Death Inventory，GDI）。

（1）QODD-31：该问卷由美国华盛顿大学安宁疗护研究小组研制开发，是通过患者家属或其他主要照顾者回顾性评估患者死亡前 7 天的临终经历来了解患者死亡质量。该问卷包括 6 个维度 31 个条目，6 个维度分别是症状处理和个人照护（6 个条目）、死亡准备（10 个条目）、家属的担忧（5 个条目）、治疗偏好与医疗决策讨论（3 个条目）、整体关怀（4 个条目）和死亡时刻（3 个条目）。每个条目采用 0～10 分评分，0 分代表最糟糕的体验，10 分代表近乎完美的体验。总分是将所有条目的得分相加，再除以回答的条目数量，最后的平均分再乘以10，得分范围为0~100分，得分越高表明患者死亡质量越高。该问卷的Cronbach α系数为0.89，内部一致性良好。该问卷是测量患者死亡质量使用最广泛的问卷，但因为是基于西方文化背景开发的，所以在引入我国时应考虑到东西方文化的差异。

（2）GDI：日本学者在日本进行全国范围内质性研究的基础上研制开发的符合日本社会环境的死亡质量调查工具。GDI包含10个核心维度和8个可选维度，每个维度有3个条目，共54个条目。核心维度包括环境舒适、生命结束、在喜好的地方去世、保持希望和愉悦、保持独立、生理与心理舒适、与医务人员关系良好、与家庭成员关系良好、不成为他人的负担、作为独立的个体被尊重；可选维度包括宗教和精神上的舒适、接受足够的治疗、对未来有控制、感到人生有价值、对死亡无意识、感到骄傲与美丽、自然死亡、对死亡有准备。GDI采用Likert 7级评分法（1=完全不同意，2=不同意，3=不太同意，4=不确定，5=比较同意，6=同意，7=完全同意），Cronbach α系数为0.94，具有良好的信度。GDI中出现的"不成为他人的负担"等条目是欧美死亡质量评估问卷中未曾出现的，具有东方文化特点，可见在死亡质量的评价中，应该考虑不同国家、不同文化背景的差异。

除此之外，在临床上应用的还有基于QODD-31开发的ICU死亡质量量表家属版、ICU死亡质量量表护士版，以及长期护理死亡质量问卷（Quality of Dying in Long-Term Care，QOD-LTC）、死亡质量-安宁疗护量表（The Quality of Dying-Hospice Scale，QOD-Hospice）、生命终末期体验问卷（Staff Perception of the End-of-Life Experience Questionnaire，SPELE）等。

三、我国的死亡质量现状

（一）从社会层面看

2015年，英国《经济学人》智库对全球80个国家和地区进行了死亡质量指数的排名，英国社会的死亡质量指数位列第1位，中国社会的死亡质量指数则排在了第71位，这说明在我国实现"善终"并非易事。2020年，我国60岁及以上人口为2.64亿，占总人口的18.70%，其中65岁及以上人口为1.9亿，占13.50%，我国已经是老龄化社会并且还在加速深度老龄化。2020年，我国恶性肿瘤新发病例392.9万人，死亡人数达233.8万人。并且，随着需要安宁疗护服务的癌症、阿尔茨海默病、终末期非恶性疾病等在老年群体中的发病率逐年上升，加上老年人口比例的急剧提升，我国安宁疗护的需求巨大且快速增长。因此，我国自2017年开始在全国试点安宁疗护工作，经过各级政府和医务人员及相关执业者的不懈努力，取得了长足的进步，在2022年全球81个国家和地区的死亡质量指数评估中，我国的死亡质量指数上升到了第53位。总的来说，我国的安宁疗护还处于初期的探索阶段，准入标准、用药规范、培训课程、质控体系和学科建设等尚待建立，配套措施包括政策、资金、法律支持等都亟待完善。所以从社会层面来看，我国的死亡质量指数还比较低，安宁疗护需求与供给还存在巨大缺口，并且由于我国医疗资源配置和安宁疗护发展的不平衡，不同地区的死亡质量指数也存在较大差异。

（二）从个体层面看

宋靓珺等对2002—2018年我国老年人健康影响因素跟踪调查的数据进行分析，了解我国老年人的死亡质量。这是迄今国内调查范围最广、追踪时间最长、收集信息最全面的死亡老年人专项社会科学调查，在很大程度上从个体层面反映了我国的死亡质量。对12429位死亡老年人的家属的调查显示，超过80%的老年人在死亡前生活不能完全自理，约90%的老年人在死亡前多由非专业机构和个人提供服务，社会化专业安宁疗护服务严重缺位；老年人在生命终末期健康状况堪忧，死亡地点单一，主要是在家中，越是高龄的老年人，在家中死亡的比例越高，但城镇老年人在医院和养老机构死亡的比重远高于农村老年人，在痛苦中死亡的老年人多于安详离世的老年人；大约80%的老年人死亡前不会与家属沟通死亡相关事宜，表明大部分的老年人及其家属无法为老年人的死亡提前做好准备。绝大多数的老年人对于死亡是陌生和排斥的。而对于我国终末期癌症患者来说，虽然已经不能从抗癌治疗中获益，但是他们仍然愿意忍受痛苦和虚弱，采取积极的手术、放疗、化疗、生物治疗等。对于终末期癌症患者家属而言，由于对安宁疗护不了解以及传统孝道影响根深蒂固，家属在患者临终时往往会不惜一切代价救治，却忽略了患者本人的意愿和生命质量。医务人员则由于缓和医学和安宁疗护知识和技能的缺失，往往会忽略患者身体的痛苦症状和精神、心理及社会方面的需求。

总体而言，无论从社会层面还是个体层面来看，我国的死亡质量都亟待提高。

四、提高死亡质量的途径

（一）开展生死教育，将生死教育纳入通识教育体系

生死教育促使人们反思自己与他人、社会、自然乃至宇宙的关系，探讨死亡的本质、濒死现象，从而克服死亡焦虑、恐惧，认识生命的价值与意义。通过生死之教育，获取关于死亡的认识、建立对死亡的个人看法与态度、培养处理自身和他人死亡的技能，树立正确的死亡观。生死教育可以引入中国传统生死观中积极和有益的部分。例如，孔子所说"未知生，焉知死"，强调生的意义，可以激发人努力实现其社会价值，但也要注意对于死亡的有意回避也造成当今"重生轻死"的倾向；老子强调生死相依，深刻阐释了精神永恒和生命有限的辩证关系；庄子看待生死则更加平和超然，认为死亡就是一个自然转化的过程，这对于克服对死亡的恐惧和提升生命质量具有积极意义。生死教育的目的是使人们正确认识和对待他人及自己的死亡问题，帮助生命终末期患者减轻死亡恐惧，使人们可以更加坦然面对死亡、平静接纳死亡。发展公民生死教育体系，将生死教育纳入通识教育，普及"优逝"理念，也可以改善安宁疗护发展的舆论环境，培育全体社会成员理性看待死亡、客观评价死亡和科学应对死亡的社会氛围。

（二）推广预立医疗照护计划和生前预嘱

预立医疗照护计划和生前预嘱是尊重生命终末期患者自主权和维护患者尊严的具体体现和保障，包括医疗决策、抢救措施、决策代理人的选择和死亡场所的选择等。具体内容详见相关章节。

（三）发展缓和医学专业学科，构建安宁疗护体系

安宁疗护聚焦在生命终末期患者和生命终末期关怀，是缓和医学的重要部分，所以要提供高质量的安宁疗护服务，发展缓和医学是必由之路。在死亡质量较高的发达国家，缓和医学早已成为一门专业学科。安宁疗护强调建立包括医师、护士、社工、志愿者、各种治疗师等在内的多学科团队，为患者提供包括生理、心理、社会、精神的整体关怀和全人、全家、全程的安宁疗护服务。安宁疗护既不加速死亡，也不刻意延缓死亡，它允许生命以尽可能小的痛苦、自然地走向终点。世界卫生组织（WHO）也敦促各成员国，将缓和医学和安宁疗护整合进国家卫生医疗系统，并提供政策支持和法律保障。

（四）将缓和医学/安宁疗护的教育培训纳入医学教育体系

目前我国缓和医学/安宁疗护的专业人才十分匮乏，亟需培养大量人才，所以，我们需要大力开展缓和医学/安宁疗护的各种教育培训，并将其纳入医学教育体系，包括医学本科生教育、研究生教育和毕业后的继续教育，全面培养我国医务人员和健康相关工作人员的安宁疗护知识与素养。一方面，设置缓和医学专业方向，培养专门从事缓和医学的专业人才；另一方面，也要开展缓和医学和安宁疗护基础知识和基本技能的普及，提高所有医务人员的相关知识水平与素养。

（五）构建殡葬新理念和服务制度

在保障殡葬活动文化属性的前提下，构建符合时代发展的、具有我国文化内涵的、新的殡葬礼仪，既保障逝者的尊严，体现国家和民族的价值认同和文化特征，又不造成资源浪费和环境破坏，不给逝者家属增加沉重的负担。

参考文献

[1] KIM M，CHO C，LEE C． A concept analysis of Quality of Dying and Death（QODD）for non−cancer patients［J］． Asian Journal of Human Services，2015（9）：96−106.

[2] CONNOR S R，GWYTHER E． The worldwide hospice palliative care alliance［J］． Journal of Pain and Symptom Management，2018，55（S2）：S112−S116.

[3] CENTENO C，GARRALDA E，CARRASCO J M，et al． The palliative care challenge：analysis of barriers and opportunities to integrate palliative care in europe in the view of national associations［J］． Journal of Palliative Medicine，2017，20（11）：1195−1204.

[4] 刘先锋，李小寒. 终末期癌症患者死亡质量的研究进展［J］. 中国护理管理，2021，21（9）：1414−1418.

[5] 宋靓珺，苏聪文. 中国老年人死亡质量的研究现状与政策应对［J］. 北京社会科学，2021，6：119−128.

（陈慧平）

第三章　生死观

第一节　生死观的概念

生死观是人们对生与死的看法和态度，是人生观的一种具体表现和重要组成部分。生与死是一切生命产生、存在和消亡的自然过程。人生观决定着生死观，不同的人生观对生与死有不同的感受，从而形成不同的生死观。生死问题是人生不可避免的重大问题，人们应树立正确的生死观，正视生与死。

一、如何看待生死

人活着其实是短暂寄宿在这个世界上，就像一场短暂的旅途。《易经》中有"原始反终，故知死生之说"，意思是人从哪里来，还回到哪里去。生命是有限的，所以要在有限的时间里去实现自我的价值。死亡并不是可怕的事情，我们没必要因为爱惜生命而恐惧死亡，要平等看待生死。

陶渊明是"齐生死"的人，他的诗文所表现出来的生死观，是潇洒和坦然的。他以洒脱的态度对待生死问题，没有因死亡而感到困扰，甚至可以完全超脱于死亡之外。在《拟挽歌辞三首》里，他用文字描绘出了一幅他死后的画面，最后写道："死去何所道，托体同山阿。"意思是说："死去有什么值得说的呢，我把自己的身体寄托在这片山冈。"

陶渊明对待死亡的态度就是"齐生死"的做法，并不因为死去以后就一切归零而恐惧，反而是很平静地等待死亡到来。因为看透了生死，所以他尽情地去做自己认为有价值的事情，体现了超越自我的人生观。

活着和死亡是有两面性的，有生就有死，对于一些没有机会来到这个世界的人，我们能够按照自己的想法来活着并自然地离去，是幸运的，所以才要平静地看待死亡，在生命的最后悠然地迎接死亡。

二、生死观的认识和理解

人应该树立正确的生死观。人作为个体最终都将走向死亡，但是生命的发展是连绵不绝的，从生到死是生命发展的规律。死亡在生命历程中是生命的停止，这结果不可避免，也是不可逆转的自然规律。"落红不是无情物，化作春泥更护花"，我们可以将人的死亡看作对另一种生命形式的准备及付出，不必畏惧死亡，不必逃避死亡，因为这是再自然不过的事了。每个年龄阶段的人都应该结合自己的人生经历去思考生死、认识生死，即使年轻，也应该珍惜生命，敬畏死亡。

中国传统文化中对生死问题往往比较忌讳。但是，生与死是贯穿人生始终的一对基本矛盾，是人们必须面对的严肃而又重要的人生课题。一个人如果不能正确认识生死矛盾、正确对待生死问题，那么追求高尚的人生目的、创造有意义的人生、获得人生幸福等也就无从谈起。思考"如何正确对待生与死"的问题，是人类对自身生命的追问，是对人生真谛的探求，是对人到底应当怎样去生活的思考。从人生观、世界观、价值观来看，有生有死的人生才是完整的人生，死亡这件事在世界上是客观存在的，正是由于生命是有限的，我们才更懂得精进，更要活出生命的无限精彩，更加珍惜活着的每一天。

生命的意义在于活得充实，而不只在于活得长久。不管是汉代司马迁的"人固有一死，或重于泰山，或轻于鸿毛"，还是南宋李清照的"生当作人杰，死亦为鬼雄"，都是值得提倡的生死观。

参考文献

[1] 王博. 庄子哲学 [M]. 北京：北京大学出版社，2013.

[2] 陈之斌. 道的真理与语言之表达——以《庄子》为中心 [J]. 周易研究，2016，6：81-86.

[3] 〔清〕郭庆藩. 庄子集释 [M]. 3 版. 北京：中华书局，2012.

[4] 刘文典. 庄子补正 [M]. 北京：中华书局，2015.

[5] 程利江. 如何加强大学生生命教育 [J]. 教育现代化，2017，4（13）：115-116，139.

（周静波）

第二节 中西方生死观

一、中国传统文化中的生死观

中国传统文化以儒、道、佛三家学说为中心，儒、道、佛的生死观很大程度上代表了中国传统社会对于生死的认识。

（一）儒家生死观

以孔子为代表的儒家思想传递的生死观对现代人产生重要的影响，特别是对于现实社会中精神空虚，在面对多重价值选择而陷入迷茫、失去自我的人们有很大的启示，同时也为我们解决现代生死问题提供了宝贵的思想资源。

在孔子看来，"自古皆有死"，死亡是每个人都要面对的，不同的是每个人死后遗留给世人以及社会的价值。孔子更多地将目光放在"生"之上，关注如何阐释这有限的生命，并且帮助世人正面地、积极地面对生死。

首先，孔子肯定了"生"的价值，认为人的生命重于一切，并且不以生命的长短评价一个人"生"的意义，而是以个人生命道德礼仪的高低作为"生"的价值。生死有时，生命是短暂的，生死密切相关，有生有死才构成完整的生命。孔子用自己一生的经历告诫世人，当面对困难时，要有一颗积极向上的心，用精神世界的富足克服物质世界的贫瘠。这是孔子对社会群体共同意识的一种高层次的概括，也是孔子对人生态度的具体阐释。

其次，因"自古皆有死"的死亡命定与"不幸短命死"的无奈，孔子认为，死亡是必然的，是不可避免的，是无法克服的天意。在《论语·颜渊》中有"死生有命，富贵在天"，把生死归结为天命，既然无法更改，也就不必杞人忧天了。对于死亡而言，孔子并不是消极和被动接受，而是以十分谨慎的态度去面对并完成自己力所能及的事，对于自己无法掌控的事保持一种豁达的态度。

孔子以"生"观"死"，其超越生死的生命价值观赋予了死亡价值意义，把个体的死亡建筑在社会价值评价的基础之上，并主张通过一定条件下的"自我牺牲"来实现"仁"，体现死亡的价值意义。孔子"以生观死"，以一个人"生"的时候更好地实现"仁"，使"死"变得不可怕甚至是值得称颂，让世人能转变观念，从而将生死这一自然问题引向道德价值层面，因而获得重生。

整体上看，儒家的生死观注重的是个体与个体、个体与群体之间的关系，是一种伦理情感型的生死观，是建立在宗法血缘关系之上、情感之上的人文情怀。对生命价值反思的出发点和终结点具有伦理性，对核心价值观"仁义"的追求是儒家归于生命价值意义的所在。这对世人在生死观的理解上有着深远的影响。

（二）道家生死观

相较于儒家而言，道家生死观是哲学意义上的生死观，主张"由死观生"，极其重视和呵护生命本身而不是外在名声与禄位，是一种视生死为不以人的意志为转移的自然之必然性的智慧。

庄子享受死亡所带来的自由与解脱，并不是因为对生感到厌恶，而是因为他在十分重视生命的同时，清楚地认识到了死亡的必然性。庄子在"重生""贵生"的同时，并不贪生怕死，而是坦然面对死亡的来临，甚至有"乐死"的倾向，但绝不轻生，也不刻意地追求死亡。

庄子坚决反对为了功名利禄摧残生命的人，因为不管为何而死，本质是对生命的残害。虽富贵不以养伤身，虽贫贱不以利累形。世俗以功名富贵为人生的快乐，其实这并不是真正的快乐，真正的快乐在于清静无为、顺任自然的生活。庄子认为人在活着的时候要涵养精神，使自己的精神同于"大道"，不要被物质奴役。庄子不但把生死结合到一起来谈论，而且能够坦然面对死亡的来临。

庄子认为，既然生死是人生中不可避免的事，既然生必然要转化为死，死也要转化为生，那么人们对生死的态度就应该是坦然地面对它、安然地顺从它。庄子以自己的处世方式缓解了人们对死亡的恐惧，以此来矫正大部分人乐生恶死的畸形生死观。庄子站在更高的精神层次上解开生死的症结，做到了不被生与死的困境拖累，进而达到一种心灵上的绝对"逍遥"境界。庄子保留了道家独特的"道"法理念，形成了属于自己的生死观，为后世留下了宝贵的思想财富。

（三）佛家生死观

佛家的根本宗旨就是要看破生死，超越生死轮回，求得真实的安乐与不朽，即超越有限的生命，追求精神或灵魂的永恒。真正的永恒和不朽是使灵魂彻底摆脱形体的制约，熄灭轮回，超越生死，达到不生不死的境界，即"涅槃"，这才是终极意义上的精神完善。由于佛家肯定死亡也是一种痛苦之因，痛苦本身也与死亡密切相关，因此，"涅槃"作为绝对无痛苦的状态，必然也是彻底超越死亡的状态，消除痛苦的修行过程，也是达到永生不死的过程。佛家希望通过修行达到"涅槃"境界来超越死亡。

由于中国传统的生死观包容了不同学派的思想观念，而不同的学派由于研究基点和方向不同，往往只看到问题的一个方面，而忽视了问题的另一个方面，因此，各家的生死观都存在着某种局限性。所以，我们对传统生死观应采取批判继承的态度，取其精华，去其糟粕，以便为我们解决现代生死难题找到行之有效的方法论。

二、西方的生死观

很多古希腊哲学家把人看作是灵魂生命与肉体生命的结合，灵魂生命纯洁而高尚，肉体生命肮脏而低贱。苏格拉底（Socrates）生死观是西方生死观的主要代表，是对死亡的理性思考和无畏、无惧的精神。柏拉图（Plato）认为灵魂永恒，独立于肉体又赋予肉体以思想和智慧。基督教是通过追求上帝从而使人们摆脱尘世的罪孽，获得生命的超越，达到永生。

苏格拉底将哲学研究的重心由自然转移到人本身，把改善人的灵魂看成自己毕生的事业，并以雅典"牛蛇"自命，甘愿为正义哲学理论奉献自己的生命，决不放弃自己的信仰。他所开创的生死观伦理思想，对西方文化的发展产生了广泛而深刻的影响。

对于死亡的真正认识，苏格拉底进行了理性思考，即敢于直面死亡，拥有无畏的精神。在苏格拉底眼里，生死问题固然重要，但还有高于生死的问题，对于这类问题的追求，使他在直面死亡时，迸发出无限的道德力量，因而"追求好的生活"的价值高于生活本身的价值。

苏格拉底直面死亡的理性态度不仅告知世人始终以"承认自己无知"为原则，同时对于死亡后灵魂所面对的一切哀伤和幸福都是未知的，他不自命知之。苏格拉底对于死亡的认知是实践和反思的过程，是理性思考下的直面死亡，虽然他不能确知死亡本质，但是他始终对死亡抱有乐观的希望。

事实上苏格拉底通过理性的思考已经阐述了他对死亡的假想：死亡无非就是两种情况之一。它或是一种泯灭，毫无知觉；或是一种真正的转变，灵魂从一处转移到另一处居住。故而死亡在苏格拉底看来是不足畏惧的，他认为世人临死前应该是感到快乐和幸福的，只有在面对死亡时保持对躯体以及灵魂的统一，以"舍身求善"的价值取向才能真正认识到死亡将会是世上莫大的幸福。

在对生死观的认知过程中，苏格拉底始终认为肉体是带有个体欲望而不纯正的躯壳，所以在苏格拉底看来更可贵的东西在于人的灵魂，纯洁的灵魂比躯体更为重要，"舍身求善"的灵魂超越了生活与生命。

三、日本的生死观

日本在宗教、哲学、历史进程的相互影响中形成了独特的生死观。日本人认为死是生的一部分，从生到死没有绝对的距离，死是对集体责任的承担和忠诚。日本人的生死观表现出对生命的极端挚爱和面对死亡的坦然与大度。看轻生死、宽容生死、尊重生死，是日本的生死观。

四、东西方生死观的比较

（一）东西方生死观的共同点

东西方虽然有着很大的文化历史差异，但在生死观上却有着很多相似之处，二者都重视生的价值，人们都期望能够好好活着、延年益寿；二者也都敬畏死亡，把人生彼岸看作是一个神秘而充满希望的地方，对死亡寄予最后的希望。

1. 重生敬死

重生是人类永恒的话题。中西方的生死观都重视"生"，爱惜人的生命。

尊重生命、敬畏生命是儒家的基本思想，儒家文化就是围绕着人而展开的，儒学即人学。从孔子的"未知生，焉知死"可以看出，他重视的是人而不是鬼神；重的是生，而不是死。生命是宝贵的，必须给予重视。同时，道家高度重视个体生命价值，认为在世界万物中，个体生命是一种最宝贵的存在。老子认为，对于个体来说，名利得失等都是外在的、无足轻重的，唯有生命才是最重要的，最值得珍视的，不惜以生命和身体为代价去追逐名利是不明智的。西方思想家也重视"生"，他们注重人生的幸福，注重合理、高效率、充分地享受人生。贤者对于生命，正如他对于食物那样，并不是只选多的，而是选最精美的；同样地，他享受时间也不是单单度量它是否长远，而是度量它是否合意。重视生命的内在价值，重视个体幸福的深度和广度。这些观点都体现了西方思想家注重主体幸福价值的重生倾向。

我国生死观更多强调生命的责任，将人的一生看作不断履行义务、完成责任的过程，活着时要完成自己的责任，死了要想不朽也必须完成责任。这种生死观是利他主义的，有其现实意义，但同时是不全面的。如果仅强调责任，会导致人们对生命权利的轻视，认为生命就是为了完成责任而存在，当责任无法完成时就会丧失生活下去的信心，怀疑生命的意义。对死亡采取的是一种直面的态度。

西方思想家在这个问题上既不主张像中国道家那样单纯以保命延年为至上的目的，也不像儒家那样认为人应当为道德义务和平治天下的抱负而忍辱负重地生活。通过人生价值的实现而使生命不朽，也是东西方大多数思想家共有的追求。

2. 对待死亡的坦然

东西方生死观都强调死后的精神永存，对人生彼岸寄予无限希望。

在中国，我们常说"死者为大"，这句话表达了对死者的尊敬之情。一个人，在生前如果是高尚的，他死后人们会对他增加一份敬意；如果是恶毒的，他死后，人们对他也会减少一份憎恨。虽然我国社会尚未形成谈论死亡的良好氛围，但人们深知，死亡是自然界不可避免的规律，所以部分人能正确面对亲友的死亡。一些老年人很早就开始为自己准备棺材，有的是亲手制作，有的为自己攒钱买质量上乘的棺材，他们对于死亡并不害怕。

西方思想史上从不缺少对死亡的思辨。人们会举行仪式为死者超度亡灵，虔诚地为他祈祷。马丁·海德格尔（Martin Heidegger）说人是"向死而生"的，在人的生活中，死亡对他是一个"不可能的可能性"，是一个底线，也是一个目标。西方思想家从古至今对死亡及死后世界都保持着浓厚的兴趣。从苏格拉底到马丁·海德格尔，很多思想家都曾用不同的目光探求着死亡的知识。事实上，任何人对于人生价值的选择，究其根本也就是对死亡的态度。正是死亡这个不可避免的结局，才使得生命有了意义。西方思想家以理智的态度对待死亡的传统，这对于西方社会的影响是很大的。

由此可见，东西方文化中对于死者的宽容和怀念是相似和永恒的，东西方都会在人死后虔诚超度亡灵，并对此寄予无限的期望。

（二）东西方生死观的差异

虽然在对待死亡问题上东西方有着相似点，却各有自己的文化传统。西方宗教是对上帝的敬畏，我国则更加注重忠孝，这是以人为本的思想。西方国家没有很强的忠孝观念，缺少对祖先的祭拜仪式，只对逝去的圣者有缅怀之义，因为基督教认定善者逝世后是要进入天堂的，所以要经过宗教仪式得到圣化。

综上所述，东西方在生死观上各有特色，我们应该吸收彼此思想中的精华，克服生死问题上固有的消极因素，从而在一个更广阔的领域上看待生命和死亡。通过在比较，我们可以更加明确地认识到中国传统生死观中的精华思想，从而更好地继承这些优秀思想。总之，东西方生死观的比较，有利于对传统生死观的扬弃，也有利于我们吸收西方思想的有益成分，从而融合成更积极、正面的现代生死观。

参考文献

[1] 张英. 传统儒家生死观研究 [D]. 哈尔滨：黑龙江大学，2007.

[2] 刘明. 先秦儒家生死观探析 [D]. 郑州：郑州大学，2004.

[3] 马媛媛. 孔子生死观研究 [D]. 郑州：郑州大学，2013.

[4] 程群. 道教生死观研究 [D]. 成都：四川大学，2007.

[5] 梁雪冰.《庄子》的生死观研究 [D]. 长春：东北师范大学，2020.

[6] 郭荣君. 中国传统生死观的伦理内蕴及现代价值探析 [D]. 哈尔滨：黑龙江大学，2007.

[7] 刘卓. 孔子与苏格拉底生死观比较研究 [D]. 重庆：西南大学，2017.

[8] 郭红娟. 庄子生死观研究 [D]. 保定：河北大学，2012.

[9] 曾琰. 论日本武士道自杀文化心理 [D]. 成都：四川大学，2005.

[10] 张怀承. 无我与涅槃——佛家道德伦理精粹 [M]. 长沙：湖南大学出版社，1999.

[11] 袁阳. 生死事大——生死智慧与中国文化 [M]. 北京：东方出版社，1996.

[12]〔古希腊〕柏拉图. 游叙弗伦 苏格拉底的申辩 克力同 [M]. 严群，译. 北京：商务印书馆，1983.

[13] 靳凤林. 苏格拉底生死观述评 [J]. 河北大学学报（哲学社会科学版），2003（3）：90－94.

[14] 叶渭渠. 不灭之美 [M]. 北京：中国文联出版公司，1999.

[15] 龙人燕，周杭. 日本与西方国家关于"生死观"问题的迥异分析 [J]. 才智，2013，30：351.

[16] 姚新中，焦国成. 中西方人生哲学比论 [M]. 北京：中国人民大学出版社，2001.

[17] 赵晖. 生死观上的人类智慧——中西生死观比较 [J]. 学理论，2009，28：93－95.

[18] 郑晓江. 论中国传统人生哲学与当代之生死哲学 [J]. 郧阳师范高等专科学校学报，2002，1：48－54.

（刘晓英　罗　月）

第三节　生死教育概述

一、生死教育的发展史

生死教育，也称生命教育或死亡教育，起源于 20 世纪 20 年代的美国，随后逐渐向世界其他国家和地区辐射发展。1973 年，美国就已有约 600 所大学开设生死教育课程。生死教育最突出特点就是与死亡教育融为一体。继 Herman Feifel 出版《死亡的意义》（*The Meaning of Death*）之后，1963 年，Robert Fulton 在明尼苏达州开设第一门大学正规生死教育课程；1970 年，第一次生死教育研讨会在明尼苏达州的哈姆莱恩大学举行；1976 年，美国成立了生死教育与谘商协会，还进行"生死教育师"和"悲伤谘商师"认证。20 世纪 90 年代，美国中小学中生死教育已基本普及。目前美国生死教育大致分为人格教育、迎接生命挑战的教育、情绪教育三类，对于孩子提出的死亡问题，家长会直截了当地回答。孩子们还在家长或老师的带领下到宁养院，为生命终末期患者提供服务。

我国台湾地区的生死教育在亚洲起步较早，发展也较为完善。2000 年开始逐步推动中学生的生死教育，并完成了《生死教育手册》的编制。

1991 年，武汉大学率先开设"死亡哲学"选修课，首次尝试将这门学科形成课程推广入高校。山东大学、广东药科大学与广州大学分别开设了生死教育课程，是国内高校中较早的一批。华中师范大学、北京大学分别开设了死亡哲学、死亡探讨类课程，北京师范大学、哈尔滨医科大学、南昌大学、四川大学等约 20 多所高校开设了相关课程。

目前国内生死教育尚未进入国家教育体系，尚没有规范可循，没有质控标准可依。在临床工作中生死教育多数仅仅停留在护士与患者及其家属简单沟通，甚至避而不谈的层面。

二、生死教育的目的

中国生命关怀协会调研部常务副主任施永兴认为，我国有关生死教育的理论不健全，面对死亡，社会较多采取不接受态度，晚期患者对死亡的心理承受能力较差，自杀现象也有增加，因此，中国需要生死教育。

生死教育的目的指向人的生命。它帮助个人了解死亡，使人们掌握生命意义，并提供人们检视死亡的真实性及其在人生当中所扮演的角色与重要性的机会。生死教育不仅仅在于要人们认识到死亡对每个人的真实性、客观必然性和不可避免性，还要使人们认识到生命的重要。

安宁疗护服务对象多为生命终末期患者，他们是离死亡最近的人群，对死亡的严重恐惧和焦虑困扰着他们。生死教育的根本目的和临床价值在于减轻患者及其家属的绝望，帮助他们克服对死亡的恐惧感，使他们能坦然地面对死亡、接受死亡；自始至终保持患者的尊严，帮助生命终末期患者安排和完成自己的愿望，提高生命终末期的质量。生死教育对推动安宁疗护事业的发展，提高死亡质量具有重要意义。

生死教育促使人们正确把握死亡的社会本质，从社会关系的角度来认识生命和死亡现象，从而把死亡理解为一个社会性的事件。

生死教育帮助人们正确理解生命。对于人类来说，生命只有一次，因此人类生活的全部意义就在于使这唯一的生命活得有价值、有意义。每个人的生命都是有限的，在这一点上，生命没有本质的区别，最多只有量的差异。但在社会层面上，人的生命却会呈现出完全不同的社会价值和社会意义。高质量的生命应该是为社会和他人做出较大贡献的生命，其生命价值为正，反之则生命价值为负。生死教育可以使人们认识到生命的质量不在于长而在于精，在于对社会的贡献。生死教育还要使人们明白死亡不是走向寂灭的虚无，而是最终确定一个人生命质量高低的标准和工具。人只有通过死亡，才能凸显生命存在的意义，也才能最终实现生命的价值。

生死教育有助于消除和缓解人们对死亡的恐惧。对死亡的恐惧是人类最常见、最深刻的恐惧之一。人类为什么恐惧死亡，最重要的原因是不了解死亡。人们不了解死亡，就会生活在对死亡的恐惧之中。而通过生死教育使人们认识和把握了死亡的本质后，人们就可以想办法去超越它、否定它，甚至坦然地接受它。死亡不应该是一个人们恐惧的对象，它内在于我们的生命之中，是人类生命中不可缺少的一个组成部分，没有死亡，生命也就不是一个完整的生命。明白了生命和死亡的包含关系，人类也就最终会像对待生命那样来对待死亡。

三、生死教育的对象

安宁疗护是对生命终末期患者全人、全家、全程的关怀照顾，以及医疗、护理、心理和精神等各方面的全团队照顾，使每个临近死亡的人安详、无痛苦、有尊严地离世。作为安宁疗护重要环节的生死教育主要对象如下。

第一，医务人员，对医务人员进行生死教育是首要环节。医务人员认识了死亡的客观必然性，就可以从理性和感性两方面关心生命终末期患者及其家属。从事安宁疗护工作的医务人员必须经过缓和医学的专业培训，掌握一定的生死教育知识。

第二，生命终末期患者是开展生死教育最直接的对象，如何让患者把痛苦、恐惧降低，心中没有遗憾，坦然面对死亡，是生死教育最主要的工作之一。要在缓解症状后给予适当的心理干预。

第三，患者家属，使患者家属能保持平缓的心态积极配合对患者的照护，并能够顺利渡过居丧期，回归家庭和社会。

第四，社会大众，生死教育有利于引导社会大众对死亡的认识，以理性的思维和理智的心态来对待死亡，对生命产生敬畏之心。

四、生死教育的内容

（一）死亡本质的教育

其包括死亡的概念、定义和死亡判断标准，死亡的原因与过程，死亡的不同方式及死亡地点的选择，人类死亡的机制，死亡的社会价值与意义，思想家对死亡问题的基本探讨，与死亡现象有关的人类活动等。死亡本质的教育是生死教育最基础的，也是最重要的内容。

（二）死亡与生命辩证关系的教育

人们习惯于把死亡看成外在的、陌生的和对抗生命的东西，但这样的认识割裂了死亡与生命的辩证关系，不能使我们真正认识死亡现象及其本质。生命与死亡是辩证统一的，有多少生命现象，就有多少死亡现象。

（三）死亡心理教育

（1）死亡态度的教育：使人们了解不同群体的死亡态度，树立正确的死亡态度。对于生命终末期患者的生死教育以认识死亡为主，包括死亡的本质、死亡与生命的辩证关系、死亡哲学与死亡观、优逝教育等。

（2）临终心理的分析与教育：帮助人们了解个体在临近死亡时心理的变化过程，讨论预立医疗照护计划，做好"四道人生"（道谢、道歉、道爱、道别），帮助人们顺利走完人生的最后旅程。

（3）家属居丧期间的悲伤辅导：协助处理好逝者身后事宜，帮助死者家属尽快从失去亲人的悲伤中走出来，恢复正常的社会生活。

（4）对"死后世界"的教育：使人们明白死后世界在物质转换上和在精神上存在的意义，消除人们因为死亡而产生人生无意义的心理。

（5）树立由死观生的观念：于死亡层面，在深悟死亡本质的基础上引导学习者产生面对死亡的主观意识，把恐惧减小到最小，坦然面对人生终点；于生存层面，促进学习者树立珍惜生命的生存意识，把握有限的人生。

生命是有限的，每个人都必须了解死亡，都需要生死教育，都需要学会面对死亡和正确对待死亡。生命终末期患者能科学、合理地规划人生，不留遗憾。

五、生死教育的方法

（一）沟通法

通过语言、非语言、媒体等方法进行一对一或小组讨论等方式讲解相关知识，涉及生命意义的追问、死亡焦虑与死亡恐惧、濒死体验、自杀危机干预、尊严死、安宁疗护、殡葬习俗的意义、悲伤辅导等主题。生死教育的目的名为谈死，实为论生，谈生论死应该成为人们生活的常态、社会的共识。

（二）观看讨论法

阅读相关书籍，观看影片、视频，赏析艺术作品等，并进行讨论，感悟人生。

（三）死亡体验法

参与到与死亡有关的各种活动中去，参与到患者的临终时刻、殡仪馆的遗体告别仪式等死亡现场。比如汶川特大地震，我们在全国哀悼日参与相关的哀悼活动，在这种凝重的死亡场合，营造一种震撼心灵的气氛，人会亲身感受死亡的庄严和肃穆，从而使人们受到深刻的生死教育，认识到死亡的残酷，感觉到生命的珍贵，意识到只有热爱和珍惜生命，在社会中通过实践去实现生命价值，才是真正的有价值、有意义的人生。

（四）情景模拟法

角色扮演、情景模拟等方法均可用于生死教育。对于生存期有限的生命终末期患者，从临终症状缓解、回顾人生、缅怀已逝去的家人、与家人预先计划未来的一些医疗意愿和最后心愿、临终与后事的安排等方面开拓生死教育；对于将要失去亲人的患者家属，从告知真相的重要性、认清生命的意义、丧亲悲伤处理等方面介入生死教育。

参考文献

［1］雷爱民. 中国本土的生死教育怎么做——读王云岭的《参悟生死》［J］. 医学与哲学，2021，42（4）：78－80.

［2］周德新. 论死亡教育的作用、内容与途径［J］. 学理论，2009，19：56－57.

［3］朱菁菁，董慧英，朱彤华，等. 死亡教育在舒缓疗护（临终关怀）中的应用进展［J］. 实用临床护理学电子杂志，2018，3（4）：197－198.

［4］施永兴. 临终关怀学概论［M］. 上海：复旦大学出版社，2015.

（周静波）

第四章　生前预嘱和预立医疗照护计划

第一节　生前预嘱和预先指示

一、生前预嘱和预先指示的定义与内涵

（一）生前预嘱的定义与内涵

1. 生前预嘱的起源与定义

生前预嘱（Living Will，LW）的概念最早是在美国提出来的。1969 年，一位名叫 Luis Kutner 的美国人权律师在研究财产法时获得灵感，认为既然人们可以通过遗嘱（Will）处理去世后的财产，那么人在丧失意识之前也可以对自己的医疗方案进行选择与安排，只是这个"Will"是在人活着但是失去决策能力时执行的，因此称为"Living Will"。

我国推广这一理念的先行者参考多种文献，最终采用"生前预嘱"这一译称，并将其定义为：人们事先，也就是在健康或意识清楚时签署的，说明在不可治愈的伤病末期或临终时要或不要哪种医疗护理的指示文件。也有学者定义为：人们在健康或者意识清楚的情况下自愿签署的，说明在疾病不可治愈或疾病处于危重阶段、现有医疗条件无法治疗的情况时，需要或不需要哪种医疗措施的意愿文书。

生前预嘱不仅针对生命终末期患者或者其他患病人群，也适用于患者家属和健康人群。生前预嘱的立嘱人从首次填写直到死亡前，可随时更改内容，因为生前预嘱的本质就是维护不可治愈疾病人群的选择权和自主权，使其能够减轻痛苦和心理负担，有尊严地离世。

2. 生前预嘱推广协会和我国生前预嘱的具体内涵

在我国较早提出"生前预嘱"的罗点点（本名罗峪平）女士在 2006 年创建了名为"选择与尊严"的公益网站，推广生前预嘱理念。她著有《我的死亡谁做主》。在她的推动下，北京生前预嘱推广协会于 2013 年 6 月 25 日成立。该协会是由中国医学科学院北京协和医院、首都医科大学复兴医院、航天中心医院、中国医学论坛报社、北京市天元律师事务所等为发起单位，经北京市民政局批准，正式登记成立的公益社团组织。该协会的宗旨是向公众推广"生前预嘱"的优逝理念，帮助每一位临终者实现符合个人意愿的"尊严死"。

2011 年，罗点点参照美国的生前预嘱脚本，制作出第一个适用于我国的生前预嘱蓝本，称为"我的五个愿望"，具体内容包括以下五个方面：①我要或者不要什么样的医疗服务？②我要或者不要使用生命支持系统？③我希望别人怎样对待我？④我希望让我的家人和朋友知道什么？⑤我希望谁能帮助我？

（二）预先指示的定义与内涵

预先指示（Advanced Directives，AD）是指患者在意识清楚、具有决定及表达能力时，预先对失去表达能力时想要接受的医疗救治手段的一种提前指示，是具有法律效力的预先指示性文件。也有学者将其定义为"一个人在仍具有决策能力的情况下完成的文件，表明如果他们失去决策能力，应如何代表他们做出治疗决策。它们是指导治疗决策和（或）任命决策代理人的法律工具"。所以，预先指示可理解为有个人决策能力的患者对未来医疗护理方式选择的声明，这份声明可以是书面形式的，也可以是口头形式的，目的是当患者失去决策能力时可以根据预先指示的相应内容做出符合其意愿的医疗护理决策。

（三）预先指示与生前预嘱的区别与联系

预先指示一般只包括医疗、护理相关决策的内容，不涉及财产分配、家庭事务安排等；可分为指令型（Instruction Directive）和代理型（Proxy Directive）两种，前者指患者本人直接对将来愿意接受和不愿接受的医疗救治手段做出决策，后者指患者指定医疗决策代理人为其医疗护理决策做出决定。预先指示制定前为确保准确性，一般需经专业医务人员指导。生前预嘱可理解为预先指示的一种重要类型，但在我国，预先指示和生前预嘱两者常常混用，没有进行区分。

二、尊严死和医师帮助自杀

(一) 尊严死和医师帮助自杀的概念

尊严死（Natural Death）又被称为"安宁死""安详死""安宁自然死""自然死"等，是指患者本人事先以文件或生前预嘱的形式确定，当其疾病在目前医学无法挽救的情况下，拒绝接受某些可能延长濒死期的医疗措施，使其自然地、有尊严地死亡。一个人通过生前预嘱与预先指示更有可能达成尊严死的心愿。

医师帮助自杀（Physician-Assisted Suicide）是指医师给予致死剂量的药物帮助提出死亡要求的患者自杀，或者一名医师有意地通过提供药物给一个人自己应用，以便帮助其完成自杀。

尊严死和一些国家的医师帮助自杀都是人类为了实现"优逝"或者"善终"所作的努力或者经由的途径，尊严死较容易为大众所接受，而医师帮助自杀并未在全球范围得到广泛的认同。

(二) 尊严死和医师帮助自杀的本质与区别

罗点点女士认为尊严死是在符合患者本人意愿的情况下，让患者在尽可能舒适和按照自己的意愿、实现尊严的情况下，以一种更自然的方式离开这个世界。但尊严死并不是提前结束自然人的生命，而是在尊重个人意愿的前提下，不延长自然的生命。所以尊严死强调的是尊重患者本人的意愿，既不拖延也不提前死亡，是遵循生、老、病、死规律的自然死亡。北京生前预嘱推广协会推崇的优逝理念就是尊严死，生前预嘱是实现尊严死的途径。

医师帮助自杀属于"医疗帮助濒死"（Medically-Assisted Dying）范畴，是以解除患者痛苦的名义，提前结束患者生命。全世界除了少数几个缓和医学与安宁疗护高度发达的国家和地区外，在包括我国在内的绝大多数国家和地区，医师帮助自杀都是非法的。

三、生前预嘱和预先指示的国内外现状

(一) 国外生前预嘱和预先指示的实施和立法现状

美国是全世界第一个建立生前预嘱相关法律并将其合法化的国家，也是目前开展生前预嘱研究最早和最多的国家。早在 1976 年 8 月，美国加利福尼亚

州就通过了《自然死亡法案》（*Natural Death Act*）。这项法案允许成年患者在至少两名成年人（既不能是患者家属，也不能是遗产继承人或负担医疗费用者）的见证下，完成生前预嘱这一法律文件，医师根据患者生前预嘱不使用或停止使用生命支持系统，就不再负有任何法律责任，这一行为也不再被看作自杀。此后的 20 多年，生前预嘱和《自然死亡法案》扩展到全美。1991 年 12 月，《患者自决法案》（*Patient Self - Determination Act*）也在全美生效，这项法案通过"预立医疗指示"（Advance Medical Directives），维护患者选择或拒绝医疗处置的权利。从那以后，所有参与美国联邦政府社会医疗保险（Medicare）和贫困医疗补助（Medicaid）计划的医院、养老院及护理机构，都必须书面告知成年住院患者，让他们知道自己拥有这种选择的权利。

随着美国生前预嘱理念兴起，欧洲也先后颁布了《欧洲人权公约》《欧洲人权和生物医学公约》等，明确规定公民有权拒绝延长生命的医疗内容，但医师可以根据公证人意见，在生前预嘱明显不符合当前临床状况时，或在有新的医学发现能够改善临床状况时，决定拒绝这些方案。英国立法部门于 1998 年将生前预嘱相关内容补充进法律条款内，于 2005 年在《精神能力法》（*Mental Capacity Act*）中提出已满 18 岁且有能力者可签署生前预嘱。目前全球很多国家和地区都颁布了生前预嘱的相关法律法规，支持人们通过生前预嘱的方式，有尊严地走完人生的最后一程。全世界生前预嘱的接受与认可程度不断提升，但总体上仍以欧美国家为主。

（二）国内对生前预嘱和预先指示的认知情况和实施障碍

迄今为止，生前预嘱或预先指示在我国仍然不具有法律效力，究其原因，主要有以下几个方面。

（1）文化因素：中国人忌讳谈论生死，与死亡相关的话题均被视为晦气、不吉利，千百年来"好死不如赖活着"的理念造成公众对死亡的恐惧和避讳；东方文化中的家庭观念也使患者的医疗自主权更多地被让渡给了家属。

（2）宣传因素：生前预嘱在我国推广已有 10 多年，但是多由一些民间公益组织实施，导致在全国范围内对其的认知度仍然较低，尤其是在一些经济文化不发达地区。

（3）制度或法律因素：我国法律虽然明确规定要尊重患者的知情同意权，但是没有将患者权利与家属权利明确区分开来，导致临床实践中常常由家属代替患者决策。

（4）混淆概念：有不少民众，包括一些学者和医务人员，将生前预嘱简单地理解为放弃治疗、拒绝救治，认为这是与救死扶伤的宗旨相违背的，从而抵触、不接受。

四、我国推广、普及生前预嘱和预先指示的建议

在我国推广、普及生前预嘱和预先指示，对于推动我国缓和医学与安宁疗护的健康发展，提高全民的死亡质量，具有十分重要的意义。

（一）开展生死教育

我国生死教育的缺失阻碍了生前预嘱的推广、普及。公众普遍缺乏"优逝"的意识，这与空白的生死教育课程设置有一定关系，因此，我们需要将生死教育整合进基础教育，让每个人真正认识到生命是有限的，需要我们早做准备和安排，培养公民尽早思考"优逝""善终"的相关问题。面对老龄化社会，也需要开展针对老年人的生死教育课程，可以考虑采用如"生命游戏""死亡咖啡馆"等活动形式，让老年人参与其中，达到潜移默化的作用。

（二）在全社会推广生前预嘱理念

在我国内地特定的文化背景下，目前进行生前预嘱立法阻碍因素多、争议大，可参考我国香港特别行政区的做法，以非立法形式循序渐进地在全国逐步推广。可以借助新媒体、社会公益组织和权威官方平台让公众了解生前预嘱，还可在医院、护理院、养老院等机构摆放生前预嘱相关资料，倡导设立生前预嘱。医务人员和照顾者也应积极参与，医院可定期开展生前预嘱教育讲座，普及相关知识，以便医务人员更准确地向患者及其家属讲解生前预嘱的"优逝"理念。

（三）开展生前预嘱和预先指示的科学研究

借鉴国外生前预嘱和预先指示临床试验的经验，结合我国各地推广实施过程中遇到的困难，如谈论生前预嘱的时机、执行预先指示的前置条件、不同地区的风俗文化的影响、将生前预嘱或预先指示误解为放弃治疗等，设计生前预嘱和预先指示相关临床研究，构建具有针对性的干预策略，可以考虑将关注点优先放在发病率较高、对健康及医疗资源影响比较大的疾病人群。开展生前预嘱和预先指示的科学研究，也可以为政府制定相关政策法律提供参考依据。

（四）逐步完善生前预嘱相关法律法规

结合我国基本国情，积极探索适合我国生前预嘱的法治化路径。2023年1月实施的《深圳经济特区医疗条例》已将生前预嘱写进了地方法规。

（陈慧平　郑利超）

第二节　预立医疗照护计划

一、预立医疗照护计划的由来与定义

预立医疗照护计划（Advance Care Planning，ACP）最早源于1993年在美国新罕布什尔州召开的生命终末期关怀专家会议。在当时，预先指示的推广并不理想，只有预先指示并不足以帮助患者实现制定生命终末期医疗照护计划的目标，为了促进预先指示的签署，参会专家提出预立医疗照护计划的概念。经过近30年的发展，预立医疗照护计划已从最初的促进预先指示签署的手段，逐渐转变为表达患者治疗偏好、价值观和目标的，由患者与家属共同参加的沟通讨论过程，其本身实施的临床效果也逐渐被专家学者和公众所接受和认可。

早在2008年，美国卫生与公共服务部在研究报告中将预立医疗照护计划定义为"讨论价值观和照护目标，决定医疗措施指令和委任决策代理人的过程"。我国台湾地区的安宁疗护基金会在2013年发布的《预立自主计划手册》中，将预立医疗照护计划定义为"具有法定完全行为能力的成年人，通过与家人、医师或医疗委任决策代理人充分沟通，理清自我价值观，并以书面形式陈述自己将来失去决策能力时，期望的医疗照顾偏好，预先为自己的医疗选择作规划的过程"。经过多次的修改与演进，在2017年，欧洲缓和医学学会将预立医疗照护计划定义为"支持处于任何年龄或任何阶段的健康成年人理解和分享他们的个人价值观、生活目标和对未来医疗的偏爱的一个过程，目标是帮助确保人们在严重和慢性病期间获得与其价值观、目标和偏好相一致的医疗服务"。目前，国内一些学者也将其定义为"在患者清醒并有决策能力时，在了解疾病预后及临终救护措施后，根据自己的价值观，预先表达个人对临终医疗照护的意愿，并与医务人员和（或）家属沟通的过程"。

二、预立医疗照护计划与生前预嘱和预先指示的关系

预立医疗照护计划与生前预嘱和预先指示紧密相关，又存在一定差异。从概念产生的背景看，预立医疗照护计划是为促进预先指示或生前预嘱的签署而产生的概念。

预立医疗照护计划可以理解为一个过程、一个时间段，是患者与家属、决策代理人、医务人员共同协商讨论，患者表明自己的价值观以及对未来医疗实施偏好的过程。在理想的情况下，在协商沟通过程中或之后，患者签署了对未来医疗决策和授权的书面法律文件，这就形成了预先指示或生前预嘱。这时，预先指示或生前预嘱就是预立医疗照护计划的组成部分，或者说，预立医疗照护计划就包括了预先指示或生前预嘱。因此，有学者认为，预立医疗照护计划的概念中包含预先指示或生前预嘱，预先指示或生前预嘱是预立医疗照护计划的书面形式。他们认为预立医疗照护计划的意义是：通过开展预立医疗照护计划的临床实践推动预先指示或生前预嘱的实施，通过预立医疗照护计划形成预先指示或生前预嘱才能有效地避免患者被动接受违背自己治疗意愿的情况发生，签署预先指示或生前预嘱应该是预立医疗照护计划的结局之一。

但是，虽然预立医疗照护计划最初的基本含义是"提前考虑治疗选择和护理目标，和（或）选择决策代理人的过程"，然而发展到现在，预立医疗照护计划已经从法律文件驱动的过程演变为让医务人员、家属和（或）决策代理人参与患者的医疗护理偏好、愿望、价值观和目标表达的沟通过程，这一概念已经超越了特定治疗干预的过程，成为患者和医务人员、家属和（或）决策代理人之间的交流过程。所以，完整的预立医疗照护计划并不总是会形成预先指示或生前预嘱的书面法律文件，比如患者没有表达任何选择，或者拒绝记录他们的选择；并且形成预先指示或生前预嘱的书面法律文件也不是预立医疗照护计划的主要目的，预立医疗照护计划的目的是确保医患双方的沟通交流，让患者获得与其目标和价值观相符的医疗照护。因此，目前有越来越多的学者认为，预立医疗照护计划的实施并不代表患者一定要签署预先指示或生前预嘱，预先指示或生前预嘱可能只是针对某些情形而定，而病情发展不能完全预期，因而有局限性。预立医疗照护计划更重要的应该是患者与医务人员、家属和（或）决策代理人沟通意愿的过程，即使病情到了终末期患者尚未签署预先指示，有了预立医疗照护计划，医务人员、家属和（或）决策代理人也较容易做出"符合患者最佳利益"的决定。实施预立医疗照护计划并非强调签署预先指示或生前预嘱，而在于持续地沟通和讨论，尊重患者意愿，提升生命质量和照护质量。

　　综上所述，我们不难理解预立医疗照护计划与预先指示和生前预嘱的区别。首先，相比预先指示和生前预嘱，预立医疗照护计划讨论的内容更加广泛而灵活，个人签署的预先指示通常基于一定的文件模板，而预立医疗照护计划涵盖的内容不仅可以包括预先指示签署，还包括患者与医务人员、家属和（或）决策代理人之间沟通讨论价值观、信仰、护理目标等诸多问题。其次，预立医疗照护计划与预先指示和生前预嘱的重点不同，预立医疗照护计划的重点在于其讨论过程，此过程促进家庭及医患沟通，帮助患者及其家属为生命的最后阶段做好准备；预先指示和生前预嘱的重点是为患者的医疗意愿提供法律保护，当个人有自己想要履行的特定愿望时，预先指示和生前预嘱具有重要意义。最后，预立医疗照护计划更能促进医务人员、家属和（或）决策代理人理解患者意愿。通过预立医疗照护计划沟通、文件记录及定期复检，患者得以公开讨论他们的医疗照护意愿，医务人员、家属和（或）决策代理人更确切了解患者的意愿，这意味着当患者无法表达自己的意愿时，相关各方将更加清楚和自信地遵循其意愿。

　　目前国内外学者对维护生命终末期患者医疗自主权已不再单纯强调书面法律文件的重要性，而更加关注以患者为中心、以患者的价值观为导向确定护理目标、优先事项的预立医疗照护计划的医患交流过程。

三、预立医疗照护计划是安宁疗护不可或缺的部分

　　实施预立医疗照护计划是为了确保患者在无决策能力时的自主权，因此，尊重患者的意愿，提供与其意愿一致的生命终末期照护是其首要目标。所以预立医疗照护计划体现了安宁疗护以患者为中心提供全人整体照护的核心理念，有助于确保患者获得与其意愿相符的、高质量的生命终末期关怀，实现生命终末期患者的自主权，是安宁疗护的前提、基础与重要组成部分。预立医疗照护计划的开展能够在遵从患者个人意愿的基础上做出符合伦理和法规的治疗选择，满足患者及其家属的心理、社会及精神需求，并以此为导向制订医疗照护计划。预立医疗照护计划不仅可减轻丧亲家属的心理痛苦，为家属提供指导，减少他们担忧决策是否遵循患者意愿的心理负担，也可为决策代理人提供一个保持患者价值观、目标和信念的框架，为代理奠定基础，同时也减少医务人员的道德困扰，因为有时候"活得好"与"活得长"确实无法两全。

　　目前，已经有许多前瞻性研究和临床试验证明预立医疗照护计划可以显著改善多种结局，特别是对于患有严重疾病患者。具体包括：提高预先指示的完成率，让医务人员、家属和（或）决策代理人更了解并遵守患者的意愿，减少

患者在生命终末期的住院治疗、ICU 治疗，增加患者获得安宁疗护服务的机会，增加患者在他们喜好的场所去世的可能性，提高护理质量满意度（这可能是由于患者、家属和临床医师之间的沟通得以改善，从而共同制定医疗决策，并为即将来临的死亡过程做出更好的家庭准备），降低丧亲家属的压力，减少其焦虑和抑郁的风险（这可能是因为大多数患者及其家属都欢迎这些讨论，并为自己所爱的人的决策做出了更好的准备），降低生命终末期照护的成本而不会增加死亡率。

总之，预立医疗照护计划被证明能够通过降低急诊入院率、减少住院时间、改善症状控制、提高医患满意度及更合理配置医疗资源等方面来减少过度治疗和治疗不足的情况，帮助患者根据自己意愿做出医疗选择，提高生命终末期患者的生活质量。

四、预立医疗照护计划在国内外的实践现状

（一）预立医疗照护计划在国外的实践现状

美国是最早提出预立医疗照护计划的国家，相关学者开展了多样化研究，已形成较为成熟的预立医疗照护计划教育工具。2001 年，在美国医学协会（American Medical Association）的生命终末期关怀医师培训项目（Education of Physicals in End of Life Care，EPEC）的推动下，预立医疗照护计划在美国得到较快发展，并于 2016 年初推出了预立医疗照护计划的保险支付政策。此后，预立医疗照护计划逐渐引起英国政府的重视，出台相关政策大力支持预立医疗照护计划研究，并将其纳入英国医疗服务体系中的"生命终末期照护计划"。2008 年，英国政府出台的《生命终末期关怀战略》明确指出，预立医疗照护计划是可用于确定生命终末期患者治疗与照护意愿的有效方式，呼吁英国社会开展更多预立医疗照护计划相关研究。此外，"黄金标准框架"已成为英国广泛使用的初级保健战略框架，用于指导初级保健小组为 12 个月内可能面临死亡风险的患者提供预立医疗照护计划服务。澳大利亚于 2002 年开始着手预立医疗照护计划相关研究，目前在政府资金的支持下，已制定了全国统一的预立医疗指示（Advance Care Directive，ACD）的最佳实践标准，同时不断推进医务人员和志愿者共同服务模式，成功开展了小范围的预立医疗照护计划试行，开发了预立医疗照护计划教育资源，并积极筹备预立医疗照护计划课程和实践指导框架的开发。部分国家如美国、加拿大、澳大利亚及新西兰等，对预立医疗照护计划的研究已较为深入，在立法、调查、干预、测量等各个方面

开展了大量相关工作并植入医疗体系，推动了生命终末期医疗照护的发展。

国外将预立医疗照护计划的对象界定为任何年龄或健康阶段的成年人，认为在预立医疗照护计划实施过程中应分享个人价值观、生活目标和关于未来医疗保健的偏好，预立医疗照护计划应是一个定期更新的沟通和决策的过程。美国创立的尊重选择模式自 1991 年创建以来，应用范围逐渐扩展到澳大利亚、加拿大、德国、新加坡、荷兰、英国、比利时、意大利、斯洛文尼亚和丹麦等国家。在欧洲姑息治疗联盟的支持下，来自欧洲、北美洲及澳大利亚的预立医疗照护计划专业研究者组成工作组，形成了预立医疗照护计划的广泛共识，包括预立医疗照护计划的概念、内涵、目标，支持成年人预立医疗照护计划所必需的最佳临床策略和政策等。这种依托国际组织机构、邀请多领域专家共同参与，提出预立医疗照护计划共识及现实可行的规范化发展建议，是西方国家预立医疗照护计划快速发展的重要原因。

预立医疗照护计划实施过程中涉及的主题较为宽泛，主要包括患者对自身病情及治愈机会的了解、担忧，对意外或重大疾病治疗的价值观，希望照护计划达到的目标，未来希望采取的医疗护理措施，以及患者有无意愿使用维持生命措施，还可能涉及生命终末期照护地点、器官捐赠、后事安排、宗教信仰等问题。

（二）预立医疗照护计划在国内的实践现状和存在的障碍

预立医疗照护计划在我国尚处于起步探索和认知阶段，发展相对迟缓。2009 年，我国香港地区通过非立法形式引入预立医疗照护计划，现阶段以提高当地公众对预立医疗照护计划的知晓率和接受度为发展重点。受社会文化背景及政策法规等影响，预立医疗照护计划在我国内地的开展较为有限。目前，国家尚未出台支持预立医疗照护计划实施的相关政策法规，但预立医疗照护计划的理念并未与我国现行政策法规相违背。部分学者和公益组织通过自身行动积极倡导和努力推广预立医疗照护计划。

目前在我国实施预立医疗照护计划存在较多障碍，主要来自以下几个方面。

（1）严重疾病患者、生命终末期患者缺乏知情权较普遍，行使自主权困难。预立医疗照护计划的应用是以患者知情权和自主权为前提的，强调在完全了解病情的前提下，按照个人意愿做出医疗决策。受我国以传统家庭为中心的伦理观念的影响，患者在医疗决策方面依赖家属，而家属出于保护患者的初衷，常常隐瞒或部分隐瞒病情，代患者决策，这种现象在晚期癌症患者和老年患者中尤为突出。有研究表明，研究人群中，在临终前是否实施 CPR 的医疗决策无一例为患者本人签署；接受 DNR 的比例虽有逐年上升趋势，但签署人均为患者家属而非患者本人。

（2）在"未知生，焉知死"的儒家生死观的深远影响下，绝大部分民众避谈死亡、临终相关话题，而预立医疗照护计划的实施就是一个讨论患者死亡并为其死亡做准备的过程，所以在东方文化背景下，讨论预立医疗照护计划显得尤为困难。

（3）我国民众对预立医疗照护计划的认知度较低，也缺乏预立医疗照护计划的专业培训和专业人才。对我国老年病房、肿瘤病房的医务人员进行调查研究发现，他们对预立医疗照护计划的具体实施步骤及相关法律知识都了解较少。

（4）我国目前也没有实施预立医疗照护计划的政策支持和相关法律法规的支持。

五、预立医疗照护计划的实施和注意事项

预立医疗照护计划的讨论通常在半结构化的背景下进行，确切顺序会根据患者、医师、沟通方式而有所不同。

首先需要邀请患者讨论当前的状况和未来的医疗方案，并且获得患者的许可；随后需要确认患者愿意邀请哪些人员参加讨论，在适当的时候，医师应鼓励患者邀请家人参加讨论，如果决策代理人参与讨论，通常会很有帮助；然后需要评估患者对自己当前健康状况的了解程度，这将有助于了解患者对未来的医疗决策做出明智选择所需要的信息，从而为患者提供有关其当前健康状况以及他们将来可能面临的选择的明确信息，以增加他们在讨论过程中的参与度。有的患者可能对自己的病情并不十分清楚，但他们却不愿了解其病情的具体情况，而宁愿让医师与他们信赖的家属进行讨论。

接下来就可以询问患者是否曾想过要接受的医疗服务，但是需要注意以下事项。

（1）尽量明确其偏好。如询问患者对 CPR、使用生命支持系统（如机械通气）、管饲、透析、转 ICU 以及生命终末期照护地点选择等问题有何需求。许多患者，特别是老年人，曾亲眼见过需要生命支持系统或 CPR 的朋友或家人，这些经验可以用来引入有关患者自身生命终末期意愿的讨论。

（2）答案尽量具体。如果患者对特定治疗感兴趣，就询问他们在什么情况下考虑该选择；对于那些对生命支持系统感兴趣的患者，请他们指定应进行多

长时间，以及应使用什么标准来决定停止治疗。

（3）确定医疗决策代理人。向患者询问其首选的决策代理人；当患者任命多个决策代理人时，请他们指定谁将是主要决策代理人，以及如何协调决策代理人之间的分歧；讨论患者希望他们的决策代理人完全遵循他们的医疗意愿，或多大程度使用他们自己的判断。因为许多患者没有意识到为自己可能面临的病情恶化和失去决策能力时确定决策代理人的重要性，所以要告知患者应考虑由其决策代理人如何替他们决策，鼓励患者与他们的家属、朋友、照顾者，尤其是选定的决策代理人分享他们的选择。

在这一过程中，医务人员应努力理解患者本人的价值观和信念，"活得好"的含义以及他们寻求的医疗照护目标。其实，许多人可能从来没有仔细思考过生命，只是视其为一个抽象的概念，也可能没有一个好的答案，这时向患者询问他们喜欢做什么事情可能会有所帮助。

将预立医疗照护计划讨论的内容以书面形式记录下来，让患者更有机会确保自己的意愿得到遵守，尤其是在医务人员与家属可能对医疗决策存在异议的情况下。然后定期检查患者的偏好并更新文档，因为患者可能会改变主意，尤其是随着疾病的进展及在医院的经历而改变主意。因此，应在患者健康状况发生变化时定期审查预立医疗照护计划，患者可以随时修改他们的预立医疗照护计划，并且可以通过简单的口头声明撤销，但是要注意确保新的预立医疗照护计划被记录保留，并被医务人员、家属和（或）决策代理人知晓。

至于讨论预立医疗照护计划的时机，对于许多患者来说，实施预立医疗照护计划的最佳时机可能是患者在可信赖的医师门诊就诊时，因为那时还有时间进行无压力的讨论。另一个最佳时机是最近刚入院或病情变化时，但是患者可能选择将讨论推迟到他们病情发展的较晚时间，或者直到发生紧急情况；当无法推迟决策时如患者极有可能丧失决策能力或需要复苏时，需要明确告诉患者无法再推迟了，虽然这对于患者和医疗团队而言都可能是很困难的。

据此，有学者基于个体健康状况提出了分步讨论预立医疗照护计划的方法：第一步，对于所有成年人，无论其健康状况如何，都适合由临床医师向他们介绍预立医疗照护计划，并且鼓励他们指定决策代理人；第二步，对于有症状的患有慢性进行性疾病的患者，建议预立医疗照护计划，目的是帮助患者及其决策代理人了解治疗的获益与负担，以及替代治疗，并制订更详细的预立医疗照护计划；第三步，对于可能在 12 个月内去世的患者，则聚焦于特定的治疗方法的讨论，如 CPR、人工通气、人工营养和水化，以及舒适照顾等，目的是制定明确且可执行的医嘱。

无论患者临床情况如何，预立医疗照护计划都应积极主动、适当地安排，并整合到常规护理中，并且需要在考虑患者的文化背景和我国以家庭为中心的沟通模式的情况下进行交流。与患者讨论预立医疗照护计划的专业人员不一定是医师，只要是能够与医疗团队合作并能够提供有关预后信息并概述医疗选择的医疗保健提供者就可以，如护士或社工。

参考文献

［1］罗峪平，倪晓红，王博，等. 生前预嘱推广：实践与建议［J］. 医学与哲学，2020，41（22）：1－7.

［2］程智方，吴俊良，温红娟. 中国老年人生前预嘱研究现状及启示［J］. 中国老年学杂志，2020，40（14）：3132－3135.

［3］孙泽远，代雨岑，万方芳，等. 生前预嘱和病情告知对癌症患者心理的影响［J］. 医学与哲学，2020，41（13）：26－30.

［4］RIETJENS J，SUDORE R L，CONNOLLY M，et al. Definition and recommendations for advance care planning：an international consensus supported by the European Association for Palliative Care［J］. The Lancet Oncology，2017，18（9）：e543－e551.

［5］李嘉音，刘东玲，王子辰，等. 社区老年慢性病患者预立医疗照护计划相关行为现状研究［J］. 中国全科医学，2022，25（1）：94－99，108.

（陈慧平）

第五章　围终期的沟通技巧

第一节　围终期概述

一、围终期概念的内涵

1995 年，在《福建医药杂志》上发表的《57 例癌症围终期病人护理体会》一文中使用了"围终期"一词，但没有界定其具体的定义及概念。北京大学医学人文学者王一方教授在"知识分子"移动新媒体中提出，"围死亡期"包含死亡的四个时期：濒死期、临床死亡期、生物学死亡期、社会学死亡期。

在相关学科里有围产期和围手术期的概念。围产期是指妊娠满 28 周至分娩后 4 周。围产期概念的提出是为了"优生"，同样，围手术期概念的提出是为了手术更安全。

围终期的范围可以界定为预计生存期小于 6 个月至患者死亡后的 6 个月。

二、围终期概念提出的重要性

随着社会发展和老龄化进程的加快，人们对"优逝"需求增加，安宁疗护是一种多学科综合性医疗服务，以"五全"照护为理念：全人、全家、全程、全队、全社区照护。安宁疗护既可缓解患者身心痛苦，减少其面对死亡的恐惧，使其有尊严地度过人生最后阶段；又可帮助家属早日走出丧亲之痛，恢复正常生活。生、老、病、死是自然规律，死亡是生命的一个阶段，是人生必经历程。安宁疗护提倡当疾病在现有的医疗条件已经无法治愈的情况下，放弃激进的治疗措施，注重症状控制、舒适照顾，减轻患者的痛苦，提高患者的生活质量，维护患者的尊严，帮助患者勇敢面对死亡，以及给予家属悲伤辅导。

安宁疗护作为一个以"优逝""善终"为服务目标的学科，在达到"优逝"

"善终"的过程中，围终期概念的提出有着重要的理论意义和实践意义。首先，通过评估和识别围终期的患者，在恰当的时机将其转至安宁疗护病房或纳入居家安宁疗护中，让患者得到更好的安宁照护，包括生理、心理、社会、精神的照护。其次，可以避免过度治疗和社会医疗资源的浪费，合理医疗，减少家属的经济负担。最后，除可对围终期的患者提供安宁疗护服务外，还可以给予家属心理、情感及精神支持，最终达到"生死两相安"。

三、围终期的研究现状和识别

2020 年，我国 65 岁及以上人口占比已达 7%，开始进入老龄化社会。2020 年国际癌症研究机构（International Agency for Research on Cancer，IARC）发布报告称我国的癌症死亡率占到全球的 1/3，死亡人数有 300 万。2020 年全球新增癌症病例 1929 万例，我国有 457 万例，占到全球癌症新增病例的 23.7%。虽然我国的安宁疗护起步较晚，但需求较大，随着安宁疗护的发展，围终期引起越来越多的医务人员、社工等的关注重视。尽早识别出围终期的患者，可以使更多生命有限的患者得到各级卫生服务机构提供的门诊、住院、社区或居家照护，维持良好的身心，让家属得到情感支持，最终扭转重生轻死的古老观念，实现既有"优生"，又有"优逝"，生死同样受重视的目的。

围终期识别的内容如下。

（1）生存期预测：预计生存期小于 6 个月的恶性肿瘤和非恶性肿瘤患者存在生存痛苦（疼痛、呼吸困难、腹胀、谵妄、心理痛苦等），尽早实施安宁疗护。有多种量表可用于预测晚期恶性肿瘤患者的生存期，而非恶性肿瘤患者生存期较难预测，可根据患者的疾病进展及终末期的临床表现来判断生存期。

（2）识别患者死亡分期表现（濒死期、临床死亡期、生物学死亡期），以"优逝"为目标，并给予家属情感支持。

（3）识别家属的悲伤反应，如感到想念、伤心、内疚、失落，不相信不接受逝者的离去，感觉逝者还存在，有回避提示物的行为，表现出失眠、抑郁、多梦等生理反应。尽早对家属进行悲伤辅导。

参考文献

[1] 林君英. 57 例癌症围终期病人护理体会 [J]. 福建医药杂志, 1995 (1): 83.
[2] 李睿灵, 乐思逸, 吴伊凡, 等. 临终关怀国内外研究进展 [J]. 护理研究, 2021, 35 (23): 4230-4234.
[3] 郁文恺, 陈健琳, 雷锐, 等. 临终患者病情评估表与常见生存期预测量表对癌症晚期

患者生存期预测准确性比较研究［J］. 中国全科医学，2022，25（7）：851－858.

［4］郑怡然，柳葳，石林. 丧葬仪式对丧亲者哀伤反应的影响［J］. 中国临床心理学杂志，2016，24（4）：695－701.

（贾艳晗　谢灵英）

第二节　围终期医患沟通

一、医患沟通的定义

随着现代医学模式从生物医学模式向生物－心理－社会医学模式的转变，医患沟通已经成为临床实践中的重要组成部分，是保证高质量医疗服务的关键环节之一，在安宁疗护的工作中更是具有举足轻重的作用。良好的医患沟通能力是安宁疗护工作人员必备的职业素质。李钧及邱悦群将医患沟通定义为医疗机构的人员在诊疗过程中，与患者及其家属就伤病、诊疗、健康及其相关因素进行的交流沟通。现代医学进一步扩充了沟通主体：不仅包括医务人员与患者及其家属的沟通，也包括医疗团队内部在提供医疗服务时的合作与沟通。医患沟通由于涉及多个沟通主体、特殊的医疗语境和复杂的沟通过程，吸引了来自医学、社会语言学、会话分析、修辞学、心理学等各学科研究者的关注。

二、围终期医患沟通的价值和意义

和谐及互相信任的医患关系是实施成功的安宁疗护服务的前提和基础，安宁疗护中医患沟通与医疗技术是相提并重的，甚至超过医疗技术，是可以采纳的最强治疗手段。

良好的医患沟通在安宁疗护中非常重要，因为面对死亡和悲伤是人生中沉重、艰难的历程，由此而产生的恐惧、焦虑和孤独感等给安宁疗护团队成员与生命终末期患者及其家属的沟通带来一定的困难与挑战。总的来说，安宁疗护团队成员掌握良好的医患沟通技巧，有助于生命终末期患者及其家属实现以下目标：①建立安全、相互信任的关系；②建立、维持及促进与安宁疗护团队的联系；③了解病情及应对措施；④缓解情绪压力；⑤感觉到被理解和支持；⑥做出恰当的决定。

55

三、围终期医患沟通的主要挑战

不良沟通是具有伤害性的，这种伤害也可能给患者及其家属带来巨大的困扰。

医患沟通最常见的挑战是病情告知。近年来，由于患者的自主权越来越受到尊重，医患关系由先前的父权主义模式转变成现在的相互参与模式，即在治疗的过程中让患者主动参与医疗决策，取得对疾病治疗的共识。

从伦理学层面看，病情告知体现了患者"知"的权利（自主权），患者决定治疗方式、生死的权利；尊重生命，给予患者机会能安详离开；有助于往后的悲伤辅导，鼓励患者与家属双向沟通，生死两无憾。

在现实中，有患者说："如果当初他们从疾病的初始就告诉我实情，对我应该是很有帮助的，我会选择一条不同的路。"因此，告知病情是尊重患者权利的最基本要求和体现，对患者有利，对家属有利，对治疗有利，对死亡准备有利。病情告知"利弊说"问题其实不是一个问题，而是应该视患者个体情况把握好在何种时机、何种情形下告知，把握好是一次性全部告知还是逐步、分阶段告知。

四、围终期医患沟通的技巧

（一）医患沟通的基本技巧

与围终期患者的沟通是有技巧的，此时的沟通大多会涉及治疗无效、疾病不可逆转等坏消息告知，多数采用集体沟通的方式，其中最为常用、简单且被广泛认可的围终期医患沟通模式是 SPIKES 模式。其共包括 6 个阶段，每个字母代表 1 个阶段，具体步骤和内涵如下。

1. S：Setting（环境）

准备好软硬环境。安静、隐私、舒适、不被打扰的环境有利于沟通。在沟通前应全面了解患者的病情、文化背景、性格、经济状况、社会角色及社会支持体系等情况，并且做好准备工作：预期患者在沟通中可能的心理和情感反应，备好纸巾及其他应对方案；备好纸、笔以方便记录沟通过程；根据情况安排好参加的人员，可包括患者、家属、患者人生中其他重要的人、社工、医师、护士、心理咨询师、照顾者等；病情告知的人提前准备好开场白。

2. P：Perception（感受）

围终期医患沟通宜采用开放性的提问，评估患者及其家属已经知道多少，如："您感觉自己的疾病是什么状态？""您怎么看待您的疾病？"并注意患者及其家属对疾病的反应，为下一步谈话做好准备。

3. I：Invitation（引导）

通过引导式提问确认患者及其家属目前的疾病信息需求，了解患者及其家属希望知道多少、期待知道多少。如："您对自己的病情想知道哪些？""您的疾病有哪些疑惑需要我为您解答？"

4. K：Knowledge（信息提供）

应该预先估计病情告知后患者及其家属可能出现的反应，让患者及其家属做好准备，再利用沟通技巧进行病情告知。了解患者及其家属对病情等方面的感知及需求，如实告知疾病诊断、治疗、预后，提供一些可能有帮助的信息。视患者及其家属的理解和接受程度可以一次性告知，也可以分多次告知。告知时使用通俗易懂的话，客观阐述事实，用词婉转，避免使用敏感的词语，同时避免给患者及其家属不切实际的希望。

5. E：Empathize（同理）

患者及其家属得知病情及预后之后，可能会表现出沉默、哭泣、崩溃等情绪反应，医务人员应对患者及其家属的情绪反应做出回应，鼓励患者说出内心的真实感受，尽量设身处地地做出合理的回应，并强调悲伤情绪的正面意义。

6. S：Summary（总结）

与患者及其家属结束谈话时，应对谈话内容进行总结，拟定治疗计划。告知治疗计划时，使用建议性的语言，避免命令式的语言。后续需及时追踪治疗计划并评估是否需要再次沟通。

（二）围终期医患沟通的注意事项

1. 告知前对患者进行详细的综合评估

对患者的年龄、性别、家庭状况、文化背景、社会角色、个人经历、对疾病的认识、心理变化、现有的生活质量、意愿、心理承受能力等方面进行评估，了解患者已经知道多少，以患者本人的诉求为出发点，确定由谁来实施告知、怎样告知、告知多少等，预测告知后可能发生的事件，制订个体化告知方案，告知后加强对患者的照护。

2. 告知前对家属进行评估

患者执意知道病情，家属不愿告知时，安宁疗护团队成员直接告知患者，若产生不良后果，将会引起医疗纠纷。当患者决策与家庭决策冲突时，需要安宁疗护团队成员及时充分的沟通。

3. 沟通前做好充分准备

安宁疗护团队成员在阅读患者的临床病历和所有相关记录的基础上，首先进行内部讨论，以免沟通中出现信息互相矛盾的情况。与患者及其家属商定安排不受打扰的沟通时间。沟通前放置一个"请勿打扰"的标志在门上，沟通时不带手机或者置于静音状态。

4. 医患沟通建立在患者利益的基础上

安宁疗护团队成员既不能简单盲目地执行病情告知和满足患者的知情权，也不能忽略"利他原则"，心中时常有患者，才能将正确的信息用合适的方式告知患者及其家属，达到理想的沟通效果。

（三）围终期医患沟通中不可缺少的内容

向患者及其家属介绍自己及团队成员，告知姓名、在团队中的身份，以及为什么在这里参加讨论等（团队成员可自我介绍），如果文化背景及情形允许，应该与患者握手。

（四）沟通过程中的倾听细节

1. 积极的倾听

（1）倾听能够让安宁疗护团队成员获得重要的信息。

（2）让患者知道安宁疗护团队成员愿意帮助他，而不是迫于工作要求。

（3）时时点头表明你仍然在认真聆听。

（4）如果患者在一个句子的中间停下来，你可以重复最后的那几个字。

（5）时常需要帮助患者及其家属继续进行诉说，表明你一直都在注意聆听患者及其家属的诉说。

（6）不时核实和总结你对患者问题理解的准确性，可以问："您的意思是……""您说的肩部的疼痛像电钻在钻一样？"

（7）回忆过去的问题，如："您是否想过做那个手术（化疗、放疗）是为什么？"

（8）询问有关感觉，如："那样做您的感觉是怎样的？"

2. 倾听需注意的问题

（1）观察患者体态等行为语言和抓住非语言的线索。

（2）如果有一连串的问题，找出优先解决的问题。

（3）眼睛的接触表明你重视患者和正在聆听，但并非意味着你需要固定不动地凝视着他。

（4）眼睛平面与患者相同，可使与患者的谈话更加容易和感觉舒服。

（5）恰当的接触是人与人建立联络关系的重要工具。握手，哪怕只是短暂地握住患者的手或手臂，都可能是患者所需要的全部，因为握手能够减轻患者的孤独感。由于有文化的差异，要注意握手在不同文化背景中的含义。

（五）医患沟通总的原则

患者、家属、医务人员和健康服务机构都会从优良的医患沟通中受益。有效的沟通方式不仅仅限于语言去诉说，还包括倾听、肢体动作等非语言交流。当讨论重大的困扰时，应用结构式的方法（如 SPIKES）会有帮助。通过让患者说出来和询问开放性的问题，可以获得真实的信息；积极的倾听能让患者知道，他们正在诉说的事情对你是重要的；随时注意避免那些影响沟通的障碍。

（六）同理心

1. 同理心的内涵及定义

同理心（Empathy）是十分重要的心理现象，是心理学的专业术语，在医患关系的建立以及治疗中起重要作用。但是，由于"同理心"一词是个舶来品，在理解上尚存许多差异甚至是混乱的。国内学者对"Empathy"中文翻译也多种多样，包括"移情""同理""替代体验""共情""投情""神入"等。国内大多数学者也认可翻译为"共情"。

目前为止，不同的心理学家或者流派对同理心的理解不同，但总体上可以简单理解为两个人（个体）之间的情感和认知相互联系的状态或者为获得这种状态的行为。在安宁疗护的心理照护过程中，同理心是医务人员主动和患者建立情感和认知的相互联系的行为。

"共情"与"同理"的内涵侧重点有差别，我国香港和台湾学者把"Empathy"翻译为"同理"。当把"Empathy"译为"同理"的时候，突出的是"理"中所包含的理解和认知的理性成分，但却忽略了"Empathy"中的情意和情感。"共情"则突出了情意和情感部分。台湾学者张春兴先生在翻译

"Empathy"的时候，为"同理"加上了"心"，弥补单纯用"同理"来翻译"Empathy"之不足。

2. 同理心的应用及其意义

安宁疗护中有效且有治疗作用的同理心应该兼具情绪同理和认知同理，情绪同理使我们能体会到患者的感受，甚至产生有节制和界限的共鸣，更多的是对其感受状态的同理；而认知同理使我们能深入理解患者的认知，是对其人格、特质的同理。有效的、有治疗作用的同理心使得患者感到被理解，被接纳，不再孤独，感到温暖和安全，这是心理照护中最重要的治疗因素。

五、可能影响医患沟通的因素

（一）患者因素

围终期患者常有嗜睡、乏力、视力障碍、痴呆、疼痛、呼吸困难和精神错乱等症状，均会影响正常沟通；正处于否认和拒绝应对阶段的患者较难沟通；不良社会－心理状况，如焦虑、抑郁等会导致沟通不良；语言问题，如方言、土话等也会影响沟通。

（二）安宁疗护团队成员因素

应用行话（医学术语）、复杂的句子、方言等均不可能取得良好的沟通效果；临床能力和技术不足给医务人员带来的挫败感、无能为力感会影响沟通的积极性；对患者困扰和需求的主观臆断，如用自己个人的脆弱、个人的体验去臆断患者的状况，可能会招致反感；害怕、担忧，如害怕受责备、害怕患者的反应、担忧不知道对患者说什么等不自信的行为表现会影响沟通的效果。

（三）安宁疗护团队成员常见的不良沟通行为

（1）居高临下的姿态，如发号施令、说教式训诫、演讲式教育和批评。

（2）将患者分类或者标签化，如"她是一名乳腺癌患者""10 号床是胰腺癌""那是个难以应对的患者"等。

（3）当患者疾病加重，患者及其家属感到忧虑时，轻描淡写的态度，如"不要着急""疾病可能是恶化了"。

（4）疏远的态度（封闭、转移），不给予患者关于担忧、焦虑和恐惧的表达机会。

（5）随着照护时间的推移，医师和其他医务人员通常会有意无意开始疏远他的患者。在患者或者家属面前呈现忙碌的状态，出现面部表情的改变、语调变化等。

（6）选择性地关注躯体症状，不再询问躯体以外的其他痛苦。例如，患者诉说："我对自己的状况非常焦虑。我越来越瘦，并且我背部的疼痛复发和加重了。"医师只回应了有关疼痛的困扰，对体重减轻轻描淡写地提一下。患者的感受是，"医师不再像以前那样关心我"。

（7）轻率地或者不真实地反复承诺，如"不要着急""您把问题留给我，所有的问题全包在我身上了""只要有我在，一切都会好起来的"等。

（8）要求、期望患者一直保持勇敢的面容，或采用不恰当的幽默。

六、家庭会议

（一）家庭会议在安宁疗护中的作用

（1）告知患者的病情，征求患者及其家属对于医疗护理决策的意见。

（2）在充分尊重患者及其家属的基础上制定出合理的医疗护理决策。

（3）在会议的过程中，向患者及其家属提供精神、心理方面的支持，引导家属与患者的情感沟通与表达。

（4）帮助患者整合社会支持系统，让患者获得更多的支持与鼓励，提高患者围终期的生活质量和死亡质量。

（二）召开家庭会议的注意事项

（1）确定家庭会议的目的和时间安排。召开家庭会议必须有明确的目标和时间安排。

（2）确定参加人员。参加家庭会议的安宁疗护团队成员人数必须控制为必要的最少人数；参加人员包括医师、护士、其他安宁疗护团队成员、家属（核心成员）、患者（是否参加视情况讨论决定）。

（3）场地准备。家庭会议应该是在一个安静、不被打扰的房间内进行，最好是以圆桌的方式举行会议，以便参与者能面对面交流。

（4）会议后的跟进。对于未参加会议的患者，安宁疗护团队成员应至患者床旁告知会议的内容，同时应该跟踪会议制订的计划的执行情况，必要时再次召开家庭会议。

参考文献

[1] 李钧，邱悦群. 实用医患沟通学［M］. 北京：高等教育出版社，2015.

[2] 黄芳. 肿瘤科和安宁疗护医患沟通话语研究——国际期刊文献计量分析 [J]. 外国语言文学，2019，36（1）：45-59.

[3] TWYCROSS R，WILCOCK A. 引领姑息关怀 [M]. 5 版. 李金祥，主译. 北京：人民卫生出版社，2017.

[4] 李嘉诚基金会"人间有情"全国宁养医疗服务计划办公室. 姑息医学 [M]. 汕头：汕头大学出版社，2008.

[5] 肖福芳，申荷永. 论 Empathy 的翻译及其内涵 [J]. 心理学探新，2010，30（6）：18-20.

[6] 徐凯文. Empathy：本源，内涵与译名 [J]. 中国心理卫生杂志，2010，24（6）：407-408.

[7] 赵文娟，黄喆. 终末期患者家庭会议实施过程的研究进展 [J]. 护理学杂志，2018，33（19）：109-112.

[8] GLAJCHEN M，GOEHRING A. The family meeting in palliative care：role of the oncology nurse [J]. Seminars in Oncology Nursing，2017，33（5）：489-497.

（蒋建军）

第三节　安宁疗护在围终期的作用

一、安宁疗护在濒死期的作用

（一）濒死期的概念

濒死期是指主要生命器官功能极度衰弱，逐渐趋向停止的时期，与临床死亡期、生物学死亡期共同构成死亡发生的一般经过，现暂无统一的时间段，有学者认为是离世前 48~72 小时。

（二）患者层面

患者仍饱受各种顽固性痛苦症状折磨，如难治性疼痛、激越性谵妄等。此期以缓解躯体的痛苦症状为主。如患者出现临终吼鸣的情况，可帮助预测死亡逼近（一般死亡前 24 小时内会出现临终吼鸣）。与此同时，需关注患者心理及精神层面的需求，引导其进行道歉、道谢、道爱、道别。

（三）家属层面

家属面对至亲即将离开，常伴有预期性悲伤。此时，可根据家属的需求及情况，为其提供帮助及关怀。告知家属，患者可能随时离开，确认病情进一步恶化时是否需要采取进一步抢救措施，如升压药、气管插管、机械通气、胸外心脏按压、电除颤等。临床实践中发现，家属对抢救方式的选择具有一定差异，以放弃抢救措施或者进行无创抢救为主，少部分选择有创抢救措施。需提醒家属，可通知其他家属和朋友采取恰当的方式与患者告别。同时，需指导患者做一些必要的准备，如死亡地点的选择、葬礼方式的选择等。

二、安宁疗护在临床死亡期的作用

（一）临床死亡期的概念

临床死亡期又称躯体死亡期或个体死亡期，此期中枢神经系统的抑制过程由大脑皮质扩散至皮质下部位，延髓也处于深度抑制状态。临床表现为心搏、呼吸停止，各种反射消失，瞳孔散大，但各种组织细胞仍有短暂而微弱的代谢活动。

（二）患者（逝者）层面

首先，安宁疗护团队成员与家属共同为患者做好遗体的护理，这不仅体现了对患者人格的尊重，而且可给予家属心灵上的安慰。其次，尊重患者的遗愿，如涉及器官（遗体）捐赠等，为家属提供相关信息。

（三）家属层面

安宁疗护团队成员帮助其与患者进行遗体告别，并安慰、陪伴家属，鼓励家属通过哭泣、倾诉等方式表达悲伤。

三、安宁疗护在生物学死亡期的作用

（一）生物学死亡期的概念

生物学死亡期是死亡过程的最后阶段，此期整个中枢神经系统和机体各器官的新陈代谢相继终止，出现不可逆变化。而且，随着此期的进展，会出现一些尸体现象，如尸冷、尸斑、尸僵、尸体腐败等。

（二）家属层面

告知家属殡葬办理程序，予以必要的协助，及时将遗体送入殡仪馆，尊重其风俗习惯。告诉家属，如果需要，可以约时间倾诉或通过其他方式抒发情感。

参考文献

［1］方俊杰，陈林. 法医损伤学引入围死期损伤概念之讨论［J］. 中国法医学杂志，2020，35（5）：531−532，537.

［2］周茹珍. 癌症患者濒死期护理路径的构建研究［D］. 上海：第二军医大学，2016.

［3］高飞，阮骊韬，宁洁娟，等. 家属对Ⅳ期肺癌住院患者临终抢救决策的差异分析［J］. 现代肿瘤医学，2017，25（4）：556−558.

［4］李三华. 尸体护理现状调查与护理对策［J］. 江西医药，2007，42（12）：1220−1221.

［5］葛文杰，缪群芳. 遗体捐献者家属丧亲哀伤的复杂性和特异性分析［J］. 解放军护理杂志，2019，36（12）：25−28.

（龚琴琴）

第六章 舒适照顾

第一节 舒适照顾概述

一、舒适照顾的概念、目的及意义

舒适照顾（Comfort Care）又称舒适护理，是使人在生理、心理、精神上达到最愉快的状态，或缩短、降低其不愉快程度的护理模式，是一种整体化的、个性化的、具有创造性的护理模式。其主要目的是使患者在治疗疾病的同时得到身体舒适、心理安慰、社会舒适及精神慰藉。

1995年，美国学者Kolcaba首先提出舒适照顾的概念。他认为舒适照顾是整体护理模式和新型护理模式的整合，是作为整体护理的过程和追求的结果。舒适照顾模式于1998年由我国台湾学者萧丰富提出。他认为护理活动最终目标的设定是为患者创造舒适的最佳状态，使患者在身体、心理、社会和精神方面均处于良好状态，以达到多方面舒适，促进疾病康复，尽快适应社会。这一模式的提出使基础护理和护理研究更注重患者的舒适和感受，使舒适照顾的研究有了明确的方向。目前，我国对舒适照顾的研究尚处于起步阶段，但其作为整体护理的重要组成部分，对于拓展学科领域、深入专业研究有重要作用。

随着社会的发展，人们逐渐认识到健康不仅是无疾病和身体缺陷，还要有完整的生理、心理状态和良好的社会适应能力。舒适照顾是使人力求达到生理、心理、社会及精神上最愉快的状态，或缩短、降低其不愉快的程度这一境界的有效护理模式，各项护理工作均应力求舒适照顾。

二、舒适照顾的内涵

舒适照顾主要包括身体舒适、心理安慰、社会舒适和精神慰藉四个方面内容。其中，身体舒适指的是身体最直接的感觉，患者对身体舒适方面的需求是舒适照顾中首要满足的条件之一；心理安慰是指患者的心理感受，包括平和的心态、愉悦的心境等心理状态；社会舒适是指在家庭、人际关系、就业、学习等多个层面给人带来的舒适，安宁疗护团队成员应帮助患者获得更广泛的社会支持；精神慰藉又称心灵抚慰，指的是个人信念或宗教信仰等方面带来的舒适。

（一）身体舒适

（1）消除或减轻疾病症状，如疼痛、恶心、呕吐、谵妄等，这是舒适照顾的基础。

（2）体位变换：帮助不能自主活动的患者变换身体姿势和方向，减轻因体位固定而出现的痛苦。主要包括翻身、移位、起床、躺下等体位变换。

（3）身体清洁：患者可能长期卧床无法清洁身体，照顾者可以帮助其进行床上沐浴、洗头等，改善患者形象，维护其自尊，减少各类感染的机会。生命终末期患者由于疾病进展、治疗因素或癌细胞侵犯等，导致口干、口臭、口腔炎、溃疡、感染等口腔并发症。依照患者喜好或病情选择各种味觉体验的漱口液，如茶叶水、柠檬水等，辅以正确的口腔护理，可缓解患者的口腔并发症并维持口腔清洁、卫生与舒适。

（4）保证患者的良好睡眠及休息：睡眠障碍也是困扰生命终末期患者的主要问题。改善的策略主要有：保持舒适的体位，采取正确的睡姿，尽可能使肌肉充分松弛，降低紧张度；入睡时降低室内光线强度，避免光线直照眼睛；照顾者夜间观察病情及检查液体输注等情况时，动作轻柔，避免患者在安静状态下被打扰；遵医嘱使用镇静、安眠类药物助眠。

（二）心理安慰

（1）建立支持性护理环境，建立良好的护患信任关系。尊重患者及其家属，耐心倾听，亲切交流，及时满足需求，因人而异地采取相应的心理护理。

（2）提升照顾者安宁疗护照护技能。医务人员应接受专业的安宁疗护培训，并对患者的主要照顾者开展技能培训，确保照顾质量，同时减轻照顾者的专业压力。

（3）对患者进行心理评估及干预。照顾者可观察患者的一些细微表情及动作，认真体会患者的心理变化。如果是专业人员，可采用一些量表如焦虑抑郁量表、心理痛苦温度计等来评估患者心理状况，根据情况确定护理方法，必要时求助心理咨询师。

（三）社会舒适

根据患者病情合理安排探视人员及时间，在符合规定的情况下允许家属、朋友等亲密的人进行探视，但每次探视人数不宜过多（以机构规定为准），时间不宜过长，以免影响患者休息。如果患者需要来自家属及朋友的陪伴、鼓励及照顾，尽可能地满足患者的需求。

（四）精神慰藉

尊重患者及其家属的宗教信仰。不阻挠或干扰患者的宗教信仰，尽可能在患者最后时间满足其宗教信仰及习惯，但患者及其家属的宗教信仰活动不能对他人造成影响。此外，对无宗教信仰的患者及其家属，也不强行推荐任何宗教信仰。

（陈珂琦）

第二节 舒适照顾的方法

一、体位护理

生活自理能力是健康人最基本、完成日常生活作息的必备条件和能力，有些生命终末期患者因疾病造成生活无法自理，严重影响了患者的生活质量。因此，帮助生命终末期患者解决日常生活是安宁疗护团队成员的重要任务之一。其中，体位护理是舒适照顾的基础，也是安宁疗护的基本实践技能。安宁疗护护士在体位护理中起到了至关重要的作用。

（一）体位护理的目的和注意事项

1. 目的

体位护理是通过帮助不能自主活动的患者变换身体姿势和方向，从而减轻因体位不当或固定而出现的痛苦及影响,通过翻身、摆位及移位做到分散压力,使压力再分布,从而预防长时间保持一种体位引起的并发症,避免压力性损伤发生。同时,体位变换也是帮助患者排泄、更衣等日常生活护理的基础技术之一;体位的变换可以改变患者所面对的环境,从而促进患者心情变换;舒适的体位可以改善患者情绪,使症状减轻。

2. 注意事项

进行体位护理时,结合人体力学原理正确地进行体位变换,达到体位舒适的目的,如果不能很好地应用人体力学原理,不仅会使患者感到不舒适及不安全,也会造成操作者受伤等。另外,操作前需要和患者先进行沟通,避免患者紧张恐惧;对于身体凹陷部位,可借助不同形状的软枕软垫,让肢体有支托,同时注意患者安全,避免身体各部位受伤或发生压力性损伤。

(二) 体位护理方法

1. 仰卧位患者的上下移位

解决患者滑向床尾及颈部悬空问题。

(1) 将病床放至平坦,取掉枕头,使患者保持平卧。

(2) 托起患者头、颈、肩并靠于操作者手臂,操作者手扶患者起身。

(3) 将枕头放置于患者肩胛骨下方。

(4) 托起患者双腿,将枕头放于膝盖下,使患者的双膝尽量保持屈曲状态。

(5) 操作者站于床头或床侧,双手跨过患者腋下,拉住两侧枕头,平行上移。

2. 仰卧位患者侧位移动

以帮助患者变换为左侧卧位为例。

(1) 操作者应站在患者的右侧,枕头放置于患者肩胛骨下,利用枕头将患者肩膀向右水平侧拉,然后将患者的身体水平移向操作者一侧;操作者左手穿入患者腰部缝隙,手臂移至患者臀部,双手相握,经患者的臀部、双足移向操作者侧。

(2) 告诉患者"现在向左侧翻身",同时将枕头向左侧拉动,将枕头向患者左侧拉 2/3。

(3) 将患者双手交叉于胸前。

(4) 操作者用双手将患者的双膝立起,尽可能地把患者膝盖抬高。

（5）操作者将一只手搭在患者的臀部，另一只手搭在患者外侧的肩膀上，将患者翻向左侧，用软枕固定患者后背，将左肩向外拉出。

（6）在患者腰背部及两腿之间插入软枕以调整体位，让患者躯干与髋关节呈弓形且两腿分开，将软枕插入能支撑身体上侧下肢的位置。

（7）调整枕头高度。

3. 帮助患者床椅转移

（1）操作者推轮椅到床旁，刹住车闸，翻起脚踏板。

（2）操作者帮助患者坐于床边，双足着地，躯干前倾。

（3）操作者屈曲髋部，面向患者站立，双膝夹紧患者膝部并固定，双手抱住患者手臂，让患者双臂抱住操作者颈部并站立。

（4）在患者站稳后，操作者以足为轴慢慢旋转躯干，使患者背部转向轮椅，臀部正对轮椅正面，嘱咐患者慢慢弯腰直至坐于轮椅上。

（5）帮助患者坐好，放下脚踏板，将患者双足放在脚踏板上。

二、身体清洁护理

（一）床上洗头

1. 目的

增进头皮血液循环，去除污渍及脱落的头屑，保持头发清洁，提高患者舒适感。

2. 方法

（1）准备好用物至患者床旁，向患者解释清楚，按需协助排便，移开桌椅，保证舒适度的前提下调整病床高度。

（2）患者取仰卧位，解开领扣，将防水巾或橡皮单铺于枕头上，移枕头至患者肩下，颈后放置毛巾，以免溅湿衣物。

（3）取下发饰，梳理头发，双耳塞棉球防止流水进入耳朵，可嘱患者闭上双眼或者用纱布盖住患者双眼。

（4）放置床上洗头槽，洗头槽接水桶。

（5）打湿头发，可用多孔清洗瓶或一次性冲水壶。按摩头皮，用热水边冲边揉搓。

（6）用少许洗发液为患者洗头，避开伤口。

（7）洗毕，取出洗头槽，将肩下枕头移至头部，使患者头枕在毛巾上，取下纱布、棉球，用热毛巾擦干面部，再用毛巾轻柔擦干头发，必要时可用吹风机吹干头发。清理用物，整理床单元。

（二）身体擦浴

1．目的

（1）去除皮肤污垢，保持皮肤清洁，增加患者舒适。

（2）促进皮肤血液循环，预防感染和压力性损伤发生。

（3）活动肢体，防止肌肉痉挛和关节僵硬。

（4）观察了解患者一般情况，促进护患沟通。

2．方法

（1）准备好用物至患者床旁，向患者解释清楚，按需协助排便，移开桌椅。

（2）将用物放在便于操作处，关好门窗、拉上围帘，保护患者隐私，根据患者需求，调节室温于26℃及以上。

（3）根据患者病情调整病床高度，必要时可用翻身枕辅助，调整好患者姿势，整理管道，避免擦浴过程中牵拉、折叠管道。

（4）将脸盆置于桌子或椅子上，倒入热水2/3满，测试水温。为患者洗脸，将湿毛巾包在右手上，左手扶患者头顶部，依次洗眼（由内至外）、额部、鼻部、面部、人中、耳后至颌下、颈部，注意耳后及颈部皮肤皱褶部位。搓洗拧干毛巾，再擦洗一遍。

（5）为患者脱下衣服（先近侧，后远侧，如有外伤，先脱健侧，后脱患侧），在擦洗部位下铺上浴巾，用湿毛巾按顺序擦洗一侧上肢、手及胸部、腹部。搓洗拧干毛巾，再擦洗一遍。协助患者侧卧，依次擦洗颈部、背、臀部，并按摩受压部位。再按同法擦洗另一侧。病情不允许侧卧者，可抬高患者躯干、背、臀部使患者处于仰卧位。

（6）换盆、换水和毛巾，协助患者平卧，擦洗会阴及肛门。擦洗完毕，遮盖会阴部。

（7）换水擦洗两侧下肢，自上向下擦洗，自大腿根部直到踝部，包括前、后、内、外各侧。擦洗完毕后，更换清洁衣裤。

（8）洗脚。将一只或两只脚浸泡于足盆的水中，擦洗脚背、脚心及趾后，用毛巾擦洗，酌情使用浴皂。剪趾（指）甲。

（9）洗毕取足盆，两脚放于毛巾上立即擦干，必要时在脚跟、内踝部用润肤露按摩。

（10）需要时更换床单，整理床单元。

（11）整理用物，归还原处。

三、皮肤护理

（一）皮肤瘙痒

皮肤瘙痒是指皮肤或黏膜上有一种刺激性的感觉，是一过性、快速的。癌症患者约 10％ 会发生皮肤瘙痒。对于患者而言，皮肤瘙痒虽然不是致命的症状，但也会令患者长期感到不舒适，从而引起睡眠困难、情绪暴躁，甚至是抓挠皮肤至破溃引起局部皮肤炎症等。

1. 病因

皮肤瘙痒由内、外因素刺激皮肤引起，由皮下感觉神经传导刺激，激活生物或化学刺激因子，影响血管的通透性、释放介质而引起瘙痒的感觉，多伴随炎症反应，增加瘙痒的敏感度。生命终末期患者皮肤瘙痒的病因有原发的皮肤问题、药物、疾病因素及其他因素。

2. 护理

（1）保持个人卫生，保证皮肤清洁，避免洗热水澡，勿使用刺激性强的沐浴用品，勿过度揉搓皮肤。

（2）涂润肤霜，必要时可戴保护性手套，避免反射性的抓挠。

（3）选择宽松棉质衣物。

（4）局部瘙痒可根据症状使用外洗制剂或皮质激素软膏外涂。

（5）限制摄入浓茶、咖啡及刺激性食物。

（二）压力性损伤

压力性损伤是位于骨隆突处、医疗器械或其他器械下的皮肤或软组织的局部损伤，可表现为皮肤完整或开放性溃疡，可能会伴疼痛感。压力性损伤是由强烈或长期存在的压力或压力联合剪切力导致的。

皮下软组织对压力和剪切力的耐受性可能受到微环境、营养、灌注、并发症及软组织自身状态的影响，是临床中影响患者健康结局且又可被预防的护理问题。压力性损伤的临床治疗难度大、护理周期长、医疗费用昂贵，给患者及其家庭带来了沉重的负担。

1. 分期

（1）1期：指压不变白的红斑，皮肤完整。

（2）2期：部分皮层缺失伴真皮层暴露，创面呈粉色或红色，可表现为完整的或破损的浆液性水疱。

（3）3期：全层皮肤缺失，可见皮下脂肪、肉芽组织和边缘内卷，可见腐肉或焦痂；不同解剖部位组织损伤的深度存在差异，脂肪丰富的区域呈现较深创面，可能会出现潜行或窦道；没有皮下脂肪组织的创面表浅，包括鼻梁、耳郭、枕部和踝部。

（4）4期：全层皮肤和组织缺失，可见或可直接触及筋膜、肌肉、肌腱、韧带、软骨或骨头，可见腐肉和（或）焦痂。常会出现边缘内卷、窦道和（或）潜行。不同解剖部位组织损伤的深度存在差异。

深部组织损伤：完整或破损的局部皮肤出现持续的指压不变白的深红色、栗色或紫色斑点，或表皮分离呈现黑色的创面或充血水疱。

不可分期：全层皮肤和组织缺失，由于被腐肉和（或）焦痂掩盖，不能确认组织缺失的程度。只有去除足够的腐肉和（或）焦痂，才能判断损伤是3期还是4期。

医疗器械相关性压力性损伤：使用诊断或治疗的医疗器械而导致的压力性损伤，损伤形状通常与医疗器械形状一致。这一类损伤可以根据上述分期系统进行分期。

黏膜压力性损伤：使用医疗器械导致相应部位黏膜出现的压力性损伤。由于这些损伤组织的解剖特点，这一类损伤无法进行分期。

2. 护理

（1）避免局部长时间受压。

①对于长期卧床、大手术后、年老等不便翻身的患者应睡气垫床，以缓解局部压力。

②定时变换体位，建立翻身卡，每2小时翻身1次，避免骨隆突处长时间受压。

③促进局部血液循环，定期给予温水擦浴。

④使用各种医疗器械者，应随时观察局部皮肤黏膜情况，发现问题及时处理。

（2）避免皮肤受潮湿、摩擦等不良刺激。

①保持床单平整、干燥、无屑。

②翻身时，动作应轻巧，避免推、拉、拖等动作产生摩擦力和剪切力。

③及时擦干汗液、尿液，更换潮湿衣服。

（3）压力性损伤的处理。

①1 期：以缓解局部压力和保持皮肤清洁、干燥为主，切勿按摩，可选择水胶体敷料或泡沫敷料保护。

②2 期：用生理盐水清洗创面后，保持创面无菌、湿润，避免受压，可选择水胶体敷料，如渗液明显则选用泡沫敷料。

③3 期：以清除坏死组织、促进组织生长为主。可选用器械或自溶清创去除坏死组织。根据渗液及创面情况选择不同的敷料，一般可选用溃疡贴或泡沫敷料；渗液较多时选用藻酸盐＋泡沫敷料；疑有或已经存在感染的创面可选用藻酸银＋泡沫敷料或泡沫银敷料。

④4 期：护理的关键是清除坏死组织，保持窦道内渗出物引流通畅。敷料的选择参考 3 期。

⑤深部组织损伤：严禁强烈和快速的清创，早期可使用水胶体敷料，密切观察创面变化，根据创面进展情况给予相应处理。

⑥不可分期：创面清创是基本的处理原则。清除坏死组织后根据具体分期处理。

（4）改善营养状况。纠正低蛋白血症，给予高热量、高蛋白、高维生素饮食。对进食困难者，采取胃肠外营养、深静脉营养等措施。

四、口腔护理

（一）目的

（1）保持口腔清洁，预防感染等并发症。

（2）观察口腔内变化，提供病情变化的信息。

（3）保证患者舒适。

（二）方法

1. 评估患者

（1）了解患者病情、意识状况及合作程度。

（2）解释口腔护理目的，取得患者配合。

2. 操作要点

（1）准备用物，根据患者病情选择口腔护理溶液。

（2）进行口腔护理操作时，避免清洁、污染交叉。

（3）询问患者感受，并协助患者取舒适卧位。

（4）动作应轻柔，避免止血钳碰到牙齿、损伤黏膜及牙龈，对凝血功能差的患者注意观察出血情况。

（5）对昏迷患者应当注意棉球干湿度，禁止漱口。

（6）使用开口器时，应从磨牙处放入。

（7）擦洗时须用止血钳夹紧棉球，每次一个，防止棉球遗留在口腔内。

（8）如患者有活动义齿，应先取下再进行操作。

（9）操作前后应当清点棉球数量。

（三）不同口腔症状的护理技巧

1. 口干

（1）评估患者口唇、舌苔及口腔黏膜情况，了解唾液分泌情况。

（2）分析口干原因。

（3）运用加湿器、雾化等方法，改变口鼻环境湿度。

（4）常漱口滋润口腔。

（5）摄入刺激唾液分泌或滋润口腔的食物或饮料，如淡柠檬汁、陈皮、话梅等。

（6）使用人工唾液、含碎冰块或使用口腔凝胶。

（7）对于神志不清或张口呼吸的患者，可使用生理盐水湿纱布覆盖口唇。

2. 口臭

（1）评估口腔状况，寻找口臭原因。

（2）将口腔清洁干净。

（3）使用绿茶水或蜂胶去除异味。

（4）芳香疗法：在专业精油师指导下用稀释精油漱口或精油纱布擦拭。

3. 口腔黏膜炎

（1）口腔护理时使用生理盐水漱口有助于肉芽组织生成，促进伤口愈合。改善牙龈炎和口臭。

（2）食物不可过热，避免刺激性食物。

4. 口腔念珠菌感染

（1）口腔黏膜或者舌头出现白斑、口腔黏膜干燥发红、疼痛，给予一般口腔护理后，遵医嘱予以伊曲康唑漱口液含服后吞咽或吐出。

（2）对于虚弱、无法张口或口腔癌患者，用注射器连接软管吸取漱口液或绿茶进行口腔清洁。

5. 舌苔

（1）使用新鲜凤梨片切成小片冰冻后口含，可起到软化舌苔的作用。

（2）将维生素 C 放于舌上含化。

（3）1 茶勺苏打粉加 20mL 温水清洗舌苔，清洗后用清水洗净苏打粉。

（4）舌苔过厚时可刮除舌苔。

五、协助进食和饮食

（一）营养不良、吞咽困难、营养风险

1. 定义

（1）营养不良：能量、蛋白质及其他营养素缺乏或过度，包括营养不足和肥胖，对机体功能乃至临床结局产生不良影响。

（2）吞咽困难：食物从口腔至胃、贲门运送过程中受阻而产生咽部、胸骨后或食管部位的梗阻停滞感。对于吞咽困难患者临床医师必须重视，器质性疾病所致的吞咽困难必须与假性吞咽困难相区别，后者并无食管梗阻的基础病变，患者仅诉咽部、胸骨后有团块样堵塞感，但往往不能明确指出具体部位，且进食流质或固体食物均无困难，这类患者常伴有神经症的其他症状。

（3）营养风险：因疾病或手术造成的急性或潜在营养代谢受损，营养支持对于这类患者能带来好的临床结局。

2. 病因

生命终末期患者多因疾病引起日常生活活动能力下降、吞咽功能障碍和营养风险。进食、饮水、吞咽能力减退与年龄、疾病有关。痴呆是吞咽困难常见的原因。癌症患者对能量需求的改变，以及摄取、消化、吸收、排泄功能障碍均可引起进食形态异常、吞咽过程与吞咽功能异常。吞咽困难的原因有炎症反应、神经支配失调或食管、胃部上段有梗阻等；同时吞咽困难也存在诸多复杂影响因素，需要全面动态评估。

（二）评估及护理

1. 进食及饮水评估

评估患者一般状况、日常生活活动能力、食物的性状，观察患者的进食状况及反应。

2. 护理

（1）室内环境和物品准备：室内通风、照明等。

（2）床单元和患者体位准备：协助患者采取舒适体位，并督促、协助患者漱口、洗手，按需摘去活动义齿，评估口腔情况。

（3）判断准备的食物是否适合患者，巡视、观察患者进餐喜好。

（三）肠内营养及管饲的注意事项

将胃液抽出后，注入少量温开水，缓慢灌注管饲液或药液，每次管饲量不应超过200mL，间隔时间不少于2小时。药片应研碎溶解后注入，管饲液温度保持在38~40℃。果汁与牛奶分别注入，以免凝块堵管。管饲前后用温水冲洗管腔，避免堵管，胃管末端反折或关好开关，防止空气进入胃内造成腹胀。

（四）预防误吸

（1）体位选择：尽可能在进食、饮水时保持端坐位，患者头部与颈部成90°。

（2）喂食时由嘴角缓慢喂入，避免呛咳。

（3）对于意识不清或者昏迷患者，尽量避免喂食、喂水。

六、环境舒适

（一）目的及意义

环境是指人类生活的空间中能够直接或间接影响人类生存和发展的各种自然因素和社会因素的总称。人体的健康会受到自然环境和社会环境的影响。健康就是个体与环境在心理、躯干上的适应、协调的结果，是处于自然和社会系统中的个体系统的平衡状态。环境舒适的目标是以患者为中心来创建环境，满足患者的需求，将患者安置于空气清新、整洁、温暖、安静、光线良好的最佳环境。

（二）要求

1. 物理环境

（1）空间环境：为了保证患者有相对的活动空间，根据病房面积设 2～4 张病床，并可设置一定数量的单人间，以满足不同需求。病床之间的距离不得少于 1m，应配有无障碍卫生间。

（2）温度：一般室温保持在 22～26℃为宜。室温过高会使神经系统受到抑制，干扰消化和呼吸功能，不利于体热的散发，影响体力恢复；室温过低则因冷的刺激，使人缺乏动力，肌肉紧张而产生不安感，也会使患者受凉。

（3）湿度：病房的相对湿度以 50%～60%为宜。相对湿度过高或过低都会给患者带来不适感。当相对湿度过高时，蒸发作用减弱，可抑制出汗，患者气闷，尿液排出量增加，加重肾脏负担；相对湿度过低时，空气干燥，人体蒸发大量水分，引起口干舌燥。

（4）噪声：根据 WHO 规定的噪声标准，白天较理想的噪声强度是 35～40dB。噪声强度在 50～60dB 即能产生相当的干扰。突发性噪声、噪声强度高达 120dB 以上时，可造成高频率听力损失，甚至永久性失聪。长时间处于90dB 以上高音量环境中，可导致耳鸣、血压升高、血管收缩、肌肉紧张，以及出现焦躁、易怒、头痛、失眠等症状。为减少噪声，工作人员在说话、行走与操作时应尽可能做到"四轻"：说话轻、走路轻、操作轻、关门轻。

（5）通风及光线：一般病房要求每天通风达 30 分钟即可，根据患者需求酌情增减通风时间。适量的日光照射能使照射部位温度升高、血管扩张、血流增快，改善皮肤的营养状况，使食欲增加，紫外线的杀菌作用还可促进人体内维生素 D 的生成。因此，病房应经常打开门窗，让阳光直接射入，或协助患者到户外接受阳光照射，可有利于疾病的恢复。

（6）装饰：医院环境的颜色如调配得当，不仅可促使患者身心舒适，还可产生积极的医疗效果。例如，儿科病房的床单和护士服可用暖色，使人感到温馨甜蜜。

2. 化学环境

在医疗环境中，疾病的治疗，病房的清洁、消毒及灭菌，以及医疗器械的清洁和无菌处理等，均需要使用大量的药品、化学用品。这些药品可以用来治疗疾病，化学用品可创造清洁无污染的环境，但是对人体健康也会产生不同程度的影响。应加强管理，避免患者及其家属接触到药品和化学用品。加强清洁工人管理及医院感染知识培训。

3. 社会环境

（1）人际关系：对住院患者来说，影响其身心康复的重要人际关系包括医患关系及病友之间的关系。医务人员与患者之间不断通过各种方式表达自己的心身感受并感知对方表达的感受，彼此产生着具有反馈作用的相互影响。所以医务人员要注意语言、行为举止、情绪、工作态度等方面。病友间的相互帮助与照顾，有利于增进病友间的友谊与团结。医务人员应协助病友间建立良好的情感交流，并善于察觉某些负面情绪的出现，耐心解释，正确引导。对病情轻重不同的患者，尽量分别安置，以避免不良刺激。

（2）医院规章制度：医院规章制度既是对患者的指导，又是对患者的约束，因而会对患者产生一定的影响。协助患者熟悉医院规章制度，可帮助患者适应医院环境。

七、症状护理

对于生命终末期患者症状护理，大部分需要药物介入，以使症状最快地被控制。而对于不同患者、不同症状，用药的方式、剂量也有不同，药物不良反应的观察及处理也不同。

（陈珂琦）

第七章　儿童安宁疗护

第一节　儿童安宁疗护概述

一、儿童安宁疗护定义

WHO 对儿童安宁疗护（Pediatric Palliative Care，PPC）的定义：为 0～18 岁患有生命受限性疾病的儿童，提供身体、心理和精神等方面的积极全面照护，同时为其家庭提供支持。对患儿的照护从疾病确诊时开始并持续整个病程，在多学科团队的支持下，可以在三级医疗机构、社区卫生服务中心甚至在患儿的家中提供有效的安宁疗护。

二、儿童安宁疗护的起源和发展

儿童安宁疗护发展至今经历了四个阶段。第一阶段为 2000 年以前，为儿童安宁疗护的起步阶段，主要是儿童安宁疗护、濒死儿童家庭情感及濒死儿童管理等概念性研究；第二阶段为 2000—2009 年，为儿童安宁疗护的基础研究阶段，主要围绕儿童临终症状的管理进行研究，疼痛管理成为重点；第三阶段为 2010—2014 年，为儿童安宁疗护的过渡阶段，儿童安宁疗护质量和教育成为研究热点；第四阶段为 2015 年及之后，为儿童安宁疗护快速发展阶段，儿童生命终末期护理引起研究者的广泛关注。

（一）国外儿童安宁疗护发展现状

1982 年 11 月，英国建立了世界上第一个儿童临终关怀院 Helen & Douglas House，源于创始人 Frances Dominica 修女对病重女孩 Helen 的长期舒适照顾。自 2004 年起，世界安宁疗护的研究重点放在发展儿童安宁疗护上，生命终末期儿童的权利和生命质量成为国际热点问题。许多国家建立了儿童安宁疗护机构，旨在为患儿及其家属提供一个放松、玩耍、分享的地方，并提供专业的情感支持与咨询服务。目前，英国已有 50 多家儿童安宁疗护机构为有需求的儿童提供症状控制、护理及围终期照顾，并为整个家庭提供情感支持。美国已有数千个机构提供安宁疗护，其中大部分愿意接纳生命终末期患儿。德国把儿童安宁疗护分为住院患儿及居家患儿的安宁疗护两大部分，并对居家的生命终末期患儿提供 24 小时的专业服务。

（二）我国儿童安宁疗护发展现状

我国儿童安宁疗护起步较晚。2009 年，湖南长沙市第一社会福利院与英国慈善基金会联合建立了中国首个儿童安宁疗护中心——蝴蝶之家，以收治伴有各种先天性或难治性疾病的孤儿为主。2012 年，上海儿童医学中心组建舒缓疗护团队，结合我国实际情况，探索儿童安宁疗护的实践方法，上海儿童医学中心是我国内地较早设置儿童安宁疗护病房的儿科医院。2015 年，北京市成立了儿童舒缓治疗活动中心，拥有一支由专业医务人员、心理咨询师、志愿者、社工组成的多学科团队，为近百名血液肿瘤患儿及其家庭提供了安宁疗护，覆盖北京及河北等周边区域。2016 年，首都医科大学附属北京儿童医院血液肿瘤中心成立了舒缓治疗团队，针对儿童肿瘤患者实施整体照护，提高其生命质量，而且关注愈后儿童的健康成长。2017 年，首都医科大学附属北京儿童医院与北京松堂关怀医院合作，建立了全国第一个，也是目前唯一一个家庭式儿童安宁疗护病房——雏菊之家，旨在让生命终末期儿童能够有尊严、安宁地离去。2018 年，湖南省儿童医院与蝴蝶之家合作，共建国内首个儿童舒缓护理门诊。

三、生命终末期儿童及其家属的心理

（一）儿童的心理

疾病确诊初期的儿童往往接受不了这种强烈的恶性刺激，可产生震惊、惊恐、否认、拒绝、极度焦虑、愤怒、沉默不语、严重抑郁，甚至休克样反应。一些没有受到肿瘤直接侵袭而产生痛苦或不适的低龄儿童，由于其认知水平较为低下，自己难以直接感受应激源的影响，但从其父母或医务人员那里可明显地感受到一种相当不同的气氛，也会处于困惑、焦虑、疑虑之中。由于疾病的持续发展，一些可引起患儿痛苦、不适及器官功能障碍的恶性疾病，会对患儿的身心不断进行侵袭，加上患儿感知到父母情绪上的变化，患儿逐渐关注和了解其所处的境遇。

（二）家属的心理

家属需求是指患病期间家属对有关患儿健康方面情况及自身身心支持方面的总体需求。家属长期的投入常使其在物质和精神上产生巨大的负担，关注的焦点在患儿身上，却忽视了自身的需求，很容易出现心理问题，当这些问题得不到及时干预时，家属甚至会出现精神症状，因此他们被称作"隐性患者"。

四、开展儿童安宁疗护的主要障碍和挑战

（一）缺乏支持性政策保障

相较于成年人，儿童安宁疗护对象群体总数不多，造成我国公众对儿童安宁疗护不够重视，儿童安宁疗护的诸多服务项目未完全纳入医保范畴。因此，儿童安宁疗护成本更高，增加了患儿家庭的经济负担。一方面是现有的医疗服务机构及设施设备均不能满足儿童安宁疗护的社会需求，另一方面是针对围终期患儿的过度医疗现象仍普遍存在。我国尚没有像欧美国家那样建立健全完善的政策和制度。因此，应从国家层面进行顶层设计，制定相应的法律法规，建立健全医保政策，争取将儿童安宁疗护服务项目纳入医保，加大社会支持力度。建议医疗机构开设儿童安宁疗护病房，社区增加儿童安宁疗护床位，并延伸到家庭，为每一位有需求的患儿及其家庭提供全面照护及优质服务，使每个生命都完美谢幕，促进我国儿童安宁疗护事业的发展。

（二）公众认知不足

我国缺乏对儿童的生死教育，对儿童死亡采取消极或回避的态度，常常忌讳与儿童讨论关于疾病和死亡的话题，与儿童的沟通方式和情感表达比较含蓄，造成儿童对死亡充满神秘感和恐惧感。儿童不是"小大人"，他们的需求与成年人截然不同。父母是儿童的主要照顾者，因此有关儿童的护理都需让父母明白、认同和参与。为儿童做的医疗决定是以儿童的利益为依据，医疗团队及环境需要符合儿童的身心发展阶段、心智成熟程度及沟通能力，满足每个儿童不同的需求，给予儿童游戏和娱乐的机会。在儿童安宁疗护的沟通中，应结合儿童年龄特点和接受能力，以适宜的方式告知儿童生死乃是

自然现象，减轻其精神压力，消除其对死亡的恐惧，尊重生命，配合治疗，提高儿童生活质量。应理解儿童的需要，重视儿童权益，给予儿童发言权。欧美国家儿科学会大力呼吁儿童的参与决定权应延伸到其能力所允许的范围，儿童有权参与自身生命决策的过程，儿童有参与治疗方案的决定权和自主权。

（三）缺乏专业人员

我国从事安宁疗护的专业人员不多，其中儿童安宁疗护专业人员数量更少，缺乏专门的儿童安宁疗护培训机构，安宁疗护工作人员和志愿者得不到系统的专业培训，普遍缺乏安宁疗护的相关经验，不能给予儿童高质量的支持和照护，严重束缚了我国儿童安宁疗护的发展。因此，应加大医学院校的专业教育及医务人员的继续教育，开展本土化的安宁疗护理念宣传和生死教育，将儿童安宁疗护纳入儿科医务人员专业培训的必修课程，为儿童安宁疗护服务提供人才支撑。

（四）资源配置不合理

目前我国能够维持运营的儿童安宁疗护机构严重不足，覆盖率低，地域差异明显，基本上以城市为主，基层的儿童安宁疗护难以开展。在城市，虽然部分医院已经设立安宁疗护病区，但是，这种有限的安宁疗护服务不能满足生命终末期患者的需要，更谈不上提供专门的儿童安宁疗护服务。因此，应加大资金投入，完善基本的设施设备，加大儿童安宁疗护的宣传，确保每个有需求的儿童及其家庭都能享受到应有的服务。政府应该预留资金用以支持居家、学校、医院或安宁疗护中心，用以提供充足的儿童安宁疗护服务，并提供教学和培训所需，推动社会对儿童安宁疗护事业的正确认知，提高认同感，加快儿童安宁疗护的发展。

（彭　伟）

第二节 儿童安宁疗护要点

一、恶性疾病儿童的主要症状及评估

（一）疼痛

1. 概念

国际疼痛研究学会（International Association for the Study of Pain，IASP）将疼痛定义为一种与实际或潜在的组织损伤相关的不愉快的感觉和情绪情感体验，或与此相似的经历。IASP 将 10 月 17 日定为国际儿童镇痛日。疼痛是恶性疾病儿童最大的症状负担，疼痛来源包括骨关节挛缩导致的疼痛、皮肤和内脏疼痛、神经性疼痛、手术及放化疗带来的疼痛等。

2. 评估

儿童疼痛评估的"金标准"是自诉疼痛，但不同年龄段儿童表达疼痛的方式不同。2 个月至 7 岁的儿童可使用特殊患者疼痛评估量表（FLACC），学龄前儿童（3~6 岁）可选择自诉疼痛，3 岁及以上的儿童可选用脸谱疼痛评分法或 Oucher 疼痛评定量表，7 岁及以上的学龄儿童可以使用与成年人类似的数字等级评定量表、视觉模拟评分法等。对于患有认知功能障碍的儿童可选择非语言儿童量表，如修订的 FLACC（R-FLACC）；对于有语言交流障碍的儿童可采用诊断测试的方法，找到可识别、可治疗的疼痛来源。

（二）呼吸困难

1. 概念

呼吸困难是癌症晚期患儿最常见的症状之一。有研究显示呼吸困难可发生于 50%~70% 的癌症晚期患儿；临床呼吸困难常表现为患儿主诉呼吸不畅、呼吸费力、主观上感觉空气不足，甚至出现窒息感、濒死感等。严重的呼吸困难不仅限制了患儿的日常活动，激烈的气喘还常伴随焦虑、恐慌、绝望等负面情绪，加剧患儿对死亡的恐惧感，严重影响患儿的生活质量与生存信心。

2. 评估

呼吸困难评估包括临床感知情况评估、呼吸困难感受严重程度评估及呼吸困难症状影响和负担等三方面，但目前还没有"金标准"评估工具可以同时评估以上方面。使用经过验证的症状评估工具来筛查是识别有无呼吸困难的第一步，如记忆症状评估简表（Memorial Symptom Assessment Scale－Short Form，MSAS－SF）或修订版埃德蒙顿症状评估量表（Revised Edmonton Symptom Assessment Scale，rESAS）。在临床中，使用最广泛的测量呼吸困难程度的工具是呼吸困难视觉模拟评分（Dyspnea Visual Analog Scale）、改良版英国医学研究委员会的呼吸困难量表（Modified British Medical Research Council，mMRC）、改良 Borg 评分量表等。改良 Borg 评分量表将言语描述词指定为 0~10 的数值，是研究中用于评估呼吸困难程度的一种常用工具。这些量表已被广泛使用于成年人群，亦可用于儿童呼吸困难评估参考。

（三）恶心、呕吐

1. 概念

恶心、呕吐是临床常见消化道症状。恶心为上腹部不适和紧迫欲吐的感觉，可伴有迷走神经兴奋的症状，如皮肤苍白、出汗、流涎、血压降低及心动过缓等，常为呕吐的前奏。一般恶心伴有呕吐，但也可仅有恶心而无呕吐，或仅有呕吐而无恶心。呕吐是通过胃的强烈收缩迫使胃或部分小肠内容物经食管、口腔而排出体外的现象。恶心、呕吐均为复杂的反射动作，可由多种因素引起。

2. 评估

（1）WHO 恶心、呕吐分级标准。

0 级：无恶心、呕吐。

Ⅰ级：只有恶心，能够吃适合的食物。

Ⅱ级：一过性呕吐伴恶心，进食明显减少，但能够吃东西。

Ⅲ级：呕吐需要治疗。

Ⅴ级：顽固性呕吐，难以控制。

（2）食欲评估。

0 级：食欲不下降，正常进食。

Ⅰ级：食欲稍下降，进半流质饮食。

Ⅱ级：食欲明显下降，只能进流质饮食。

Ⅲ级：食欲完全丧失，一点不能进食。

（四）便秘

1. 概念

便秘是指正常的排便形态改变，表现为排便次数减少，粪便干硬和（或）排便困难。排便次数减少指每周排便少于3次。在晚期疾病的患儿中，便秘是很常见的，一般是有多种因素引起，如进食很少、饮水少、衰弱或者某些疾病、药物（特别是阿片类药物）影响。

2. 伴随症状

便秘可使多个器官、系统功能失调，患儿常可出现厌食、恶心、呕吐、肠梗阻；上腹部发胀、疼痛；直肠疼痛（持续性或阵发痉挛性）；排尿功能障碍，如排尿迟疑、尿潴留、溢出性尿失禁；直肠膨出（脱肛）、粪便渗漏、溢出性腹泻；谵妄。

3. 评估

（1）评估患儿腹部膨胀程度，腹胀严重者腹部可呈蛙状腹。
（2）评估患儿有无痛苦面容。
（3）评估患儿是否有饱胀感或不思饮食。
（4）评估患儿有无胸闷、气促。
（5）评估患儿是否烦躁、焦虑。

（五）神经功能障碍

1. 谵妄

谵妄是生命终末期常见的一种精神症状，是一种短暂的（数小时至数天）、通常可以恢复的、以认知功能损害和意识水平下降为特征的脑器质性综合征，症状随时间变化而波动。谵妄可表现为迟滞型、亢进型或混合型，临床表现各异。谵妄常见于严重的躯体疾病。谵妄的发生不仅干扰患者的治疗，还影响患者的生活质量。在住院患者中，10％~30％存在谵妄表现，在生命最后几周内出现谵妄的比例可达85％以上。

谵妄是一种可能致命的症状。相关研究已表明，在生命终末期安宁疗护的患者中，约有50％患者的谵妄和躁动可能是可逆的，因此，应尽早识别谵妄的早期体征并予适当的治疗。早发现早处理可以防止危象的发生。对年长一些的患儿，可以采用"是否能够准确书写自己的名字和地址"作为甄别早期谵妄的方法，且它与某些需要较长时间或具侵袭性的检查方法一样灵敏。通过评估患儿认知功能，医务人员能快速掌握患儿情况。认知功能包括判断力（Judgement）、定向力（Orientation）、记忆力（Memory）、抽象思维（Abstract Thinking）、专注力（Concentration）和计算力（Calculation），简称JOMAC。对判断力的评估，可采用一些简单的对话进行，如询问患儿："如果你现在闻到房间里有烧焦味，接着你要做些什么?"通过患儿的反应，医务人员可以了解患儿的判断力。有时候仅从定向力三个维度（人、时、地）的混乱，也可以掌握患儿谵妄的病情。评估记忆力，通常会要求患儿记3样不相干且非同类的事物或不相关词汇，如"钢笔、快乐、风筝"，然后于5分钟后再请患儿复述。抽象思维能力可通过询问患儿事物的相似性或成语解释来了解。专注力与计算力可以用"100-7"运算系列来进行评估。

2. 强直状态和肌痉挛

强直状态和肌痉挛是肌肉持续地收缩导致肌肉僵硬，或肌肉紧张的一种状态。一般来说，痉挛状态是由中枢神经系统控制随意运动的区域受损引起的。在儿童中，脑瘫是最常见的原因，其他原因包括创伤性脑损伤、脑卒中、神经退行性疾病和脊髓损伤。

3. 癫痫

癫痫发作的原因：原发性神经系统疾病（如颅脑肿瘤）、全身系统性疾病、急性或者慢性病、代谢紊乱。看到一名儿童突发癫痫可能会使父母、照顾者担心害怕。癫痫发作会影响躯体和心理两方面的生活质量。对于患有未控制的和不能预测的癫痫发作性疾病的儿童，其父母和照顾者的心理负担可能是非常大的。

（六）心理问题

1. 自杀、抑郁及焦虑

年龄较大的患儿由于认识到恶性疾病不易治好，认为自己已成为无用之人，进而产生自卑感，否定自己；担心疾病对自己将来的求职及对异性的吸引等方面产生不良影响；再加上治疗操作带来的痛苦和担心父母花钱太多而负债，特别是当恶性疾病症状加重时，认为自己是父母的累赘等，都可使患儿产生严重的抑郁、焦虑情绪，或自杀的念头和行动。特别是在疾病的初期，父母还不能接受患儿的患病事实，如果父母出现强烈的抑郁、焦虑、紧张的心理状态，则会明显影响患儿的情绪，进而患儿也出现抑郁、焦虑、紧张，使其对治疗产生不合作的态度。此外，少数学龄患儿由于担心住院时间长而影响学业，易产生焦虑或抑郁情绪，甚至逃离医院。

2. 不安全感和恐惧感

由于罹患恶性疾病，以及患病住院后的各种治疗手段，如手术、注射、服药等，患儿常生活在恐怖和被伤害的处境之中。1～3岁患儿突出表现为哭闹烦躁，对过去爱玩的玩具也失去了兴趣，要求到病房外面去躲避；有时患儿在听到护士推护理治疗车发出的声音时便会产生恐惧感而哭吵不安。3～6岁患儿在被强迫接受治疗时会对医院产生厌恶和不安全感，此时母子依恋情感作为一种保护性的需求也愈加强烈，患儿表现为害怕与父母分开。随着住院天数的增加和医务人员的鼓励，这种恐惧感会逐渐减轻而愉快地接受治疗。学龄患儿出现不安全感和恐惧感与同室病友的病情加重或死亡关系较大。另外，患儿对恶性疾病的不正确认识也可导致产生恐惧感。

3. 导致不良行为的产生

患儿患病住院后，父母出于感情的关怀，常不厌其烦地给予更多的特殊照顾，过多询问感觉如何，患儿很快就适应这种新的地位，长期下去会使他们产生下列3种行为：①娇气和任性，如对疾病引起的疼痛过于敏感、任意支配他人等。②情绪不稳，表现为易发脾气、挑食、挑玩具、摔东西等。③攻击性行为，表现为好斗殴、好争吵和难与他人相处等。

4. 心境恶劣

患儿离开熟悉的环境易引起不愉快的情绪，而恶性疾病本身就是一种不良的刺激，尤其是对于较大的患儿，易产生悲伤、不愉快、愤怒、烦恼等心境。

5. 不配合治疗与羞于见同伴

由于恶性肿瘤需长期进行化疗、放疗或二者联合应用，必然存在相应的不良反应。放疗可造成患儿的骨骼畸形、性腺损害、放射性肺损伤和智力损害等；长期大剂量化疗对儿童肾功能、心功能、内分泌等方面的影响已日益受到关注和警觉，这些不良反应对患儿的心理必定产生一定的影响。例如，白血病患儿，长期使用激素可引起满月脸和体形改变；使用环磷酰胺常引起脱发，在较大患儿，特别是女患儿由于脱发而担心被同学嘲笑，便会羞于见同伴和不愿回校学习。化疗和放疗均能引起恶心、呕吐、便秘等而造成患儿不适、痛苦。另外，患儿免疫功能受到抑制而易于感染，使患儿不配合治疗并将药物丢掉，甚至放弃治疗。

6. 社会孤立感

恶性肿瘤的疗效随着治疗手段的不断更新而提高，5 年生存率在许多肿瘤如白血病、霍奇金淋巴瘤、肾母细胞瘤等已达 80％以上，有的甚至在 90％以上。因此长期存活肿瘤患儿的心理评估越来越受到重视。有统计资料表明，肿瘤患儿 50％~70％有社会孤立感，重新返回同龄儿童社会困难，其原因部分是手术、放疗、化疗造成生长停滞，身体形象破坏，担心肿瘤复发，而更多的是由长期治疗导致学业荒废或耽搁，运动减少，精力不足，对自己健康和生殖能力的担忧等心理问题造成的。

7. 学习方面的问题

有研究发现，肿瘤患儿在学习的某些方面会出现问题，主要是阅读、注意力、记忆力、数学计算及推理能力等方面受到影响或下降，尤其是 5 岁以前，长期大剂量化疗、接受头部放疗者更明显。一方面是治疗对脑功能的直接影响，另一方面是与患恶性肿瘤后经常或长时间缺课有关，特别是像数学这些需要循序渐进的课程。由于患病，父母降低了对患儿学业的期望，很少在学业上对他们严加督促、帮助，甚至认为"能学多少算多少"，教师及患儿本身对自己的学习也无高要求，这些都会影响患儿学习技能的发展。

二、照护要点

（一）疼痛照护

1. 心理护理

镇痛药是控制癌性疼痛的有效治疗措施，而良好的心理护理同样能使患儿减轻和避免疼痛。因此在护理癌症患儿时必须注意心理支持，使患儿以正面心理特征来面对治疗护理。如果患儿在用阿片类镇痛剂，应告诉患儿不用过分担心药物的成瘾作用。

另外，家庭支持对疼痛具有影响，缺乏家庭支持的患儿往往难以忍受癌性疼痛，而充满支持的家庭环境可以增强癌症患儿抗病能力。家庭支持在癌性疼痛患儿的心理护理中也是必不可少的。

2. 环境舒适

舒适可使心理、生理异常减轻到最低程度。舒适是心理舒适和身体舒适二者的相辅相成。环境舒适的要求是病房需保持清洁、安静、光线充足、温度适中、空气新鲜；有条件的应配备电视、音响，让患儿有家的感觉，感到轻松、愉快和温馨；可适当摆放患儿喜欢的饰物、日用品、玩具等，如装有全家福的相框；鼓励患儿根据自己的爱好、精神状态多欣赏与自己的情绪相吻合的、节奏缓慢、优雅的音乐，分散其对疼痛的注意力，让患儿放松以缓解焦虑和疼痛。允许家属 24 小时陪伴，家属的陪伴能使患儿体验到满足感并使患儿获得安全感，提高其战胜痛苦的信心。

3. 饮食照护

注意调整饮食结构，刺激患儿食欲。饮食照护的原则是坚持饮食结构多样化、均衡化、低脂化和易消化，以增强患儿免疫力及疼痛耐受力，减少继发感染。鼓励少量多次吃香蕉、苹果等多种水果，多饮水和进食蔬菜，同时可用缓泻剂如番泻叶、麻仁丸、酚酞等，以促进胃肠蠕动，防止服用镇痛剂所致的便秘，减少镇痛剂的不良反应。

4. 家庭指导

向患儿家属讲述疼痛的基本知识，指导他们学会正确对待患儿的疼痛，学会评估及缓解疼痛的基本方法，多给予患儿爱和关怀，配合医务人员做好患儿的心理护理，减轻患儿的心理压力。家庭指导对于减轻疼痛是十分重要的。

5. 舒适照顾

舒适照顾是一种整体的、个体化的、创造性的、有效的护理模式，涵盖整体护理及人性化照护的内容。在医疗服务的任何时期，均应以患儿的舒适为重点，结合患儿的身心特点开展全方面的照护，将舒适照顾贯穿于整个护理工作的始终，并渗透于每一项具体的护理行为中，使患儿在得到舒适照顾后，不论在生理上还是在心理上都有较为满意的效果，使之感受到医务人员、家庭及社会的关爱，愉快地配合治疗与护理，提高生活质量。

（二）家属的照护

在患儿的照护过程中，应特别认可患儿家属的价值，鼓励患儿家属，包括孩子的父母及祖父母等共同参与患儿的基础护理和生活护理，教会他们为患儿翻身、擦浴、肢体按摩等。在照护过程中也可增加家属与患儿相处、谈心的机会，以减轻患儿的孤独感，使其沐浴在充满家庭温情的氛围中，使患儿得到最大的安慰。这样也可稳定家属情绪，达到逝者无憾、生者无愧的目的。

三、恶性疾病儿童及其家属的生死教育

生死教育的目的是让人正确认识临终、死亡和悲伤等事实，懂得生之有

涯，从而思考并积极面对人生。面对患儿被诊断为疾病终末期，家属往往犹如跌入深渊，对孩子的担忧、对死亡的恐惧、对未来的茫然都让家属束手无策，心生绝望。医务人员通过倾听、咨询、观察来了解患儿家属对死亡的态度，分析个案特点，用家属能够接受的方式开展个性化的生死教育，向家属解释死亡是每个人的终点，是无法避免的自然规律，帮助家属走出对死亡的认识误区，使他们的负面情绪得到有效的抚慰。

参考文献

[1] 支修益，石远凯，于金明. 中国原发性肺癌诊疗规范（2015 年版）[J]. 中华肿瘤杂志，2015，37（1）：67−78.

[2] 王水秋. 儿童癌症病患及其父母的心理调适研究 [D]. 上海：上海师范大学，2018.

[3] 张娜，朱丽辉，罗听薇，等. 儿童安宁疗护应用研究进展 [J]. 护理学报，2022，29（4）：12−16.

[4] 张灵慧，王怡航，傅丽丽. 儿童临终过程中不同哀伤主体的情绪表达及干预实践 [J]. 中国医学伦理学，2020，33（2）：227−230.

[5] 黄丽，王春燕，蒋涛，等. 癌症终末期患儿家属的哀伤辅导及相关问题探讨 [J]. 医院管理论坛，2020，37（12）：69−70，40.

[6] 姚烜. 恶性肿瘤患儿的心理行为表现 [J]. 中国儿童保健杂志，2002（2）：123−125.

[7] 陈莺. 癌性疼痛的护理进展 [J]. 齐齐哈尔医学院学报，2009，30（21）：2668−2670.

[8] MARTINSON I M. Hospice care for children：past，present，and future [J]. Journal of Pediatric Oncology Nursing，1993，10（3）：93−98.

[9] 王霜霜，王鑫鑫，郭玉芳，等. 癌症儿童安宁疗护影响因素及对策研究进展 [J]. 医学研究与教育，2019，36（5）：45−51.

[10] 任晓华，关琼瑶，马祥萍，等. 肿瘤危重症患者家属需求评估工具的研究进展 [J]. 临床医学研究与实践，2021，6（22）：190−192.

[11] 叶建亚，张学茹，王绮，等. 我国儿童安宁疗护的机遇与挑战 [J]. 医学与哲学，2019，40（14）：31−33

[12] 周雪，冯吉波. 医学人文视角下如何做好安宁疗护 [J]. 医学与哲学，2019，40（4）：69−71.

[13] 林紫，郑显兰，沈巧，等. 儿童疼痛评估的研究进展 [J]. 全科护理，2019，17（25）：3098−3101.

（李　燕）

第八章 老年慢性病患者的整体关怀

第一节 老年慢性病概述

一、人口老龄化的挑战

人口老龄化是 21 世纪的全球性难题，是老年人口占总人口的比例不断增加并且达到一定比例的动态变化过程。按照国际通用标准，人口老龄化是指 60 岁及以上人口在总人口中所占比例达到 10%，或 65 岁及以上人口在总人口中所占比例达到 7%。

随着生活水平和医疗技术水平的提高，我国人均寿命正逐渐延长，我国人口老龄化形势也越发严峻。我国人口老龄化特点如下。

（1）老年人口基数大。民政部、全国老龄办发布的《2022 年度国家老龄事业发展公报》显示，截至 2022 年末，全国 60 岁及以上老年人口 28004 万人，占总人口的 19.8%；全国 65 岁及以上老年人口 20978 万人，占总人口的 14.9%。

（2）老龄化速度快、时间短。据有关研究统计，世界先期进入老年型人口结构的国家，由成年型人口结构转变为老年型人口结构所需时间：日本 25 年、英国 45 年、美国 60 年、瑞士 85 年，而我国仅用了 18 年。据预测，我国 60 岁及以上老年人口比例将由 2000 年的 10.1% 迅速上升到 2035 年的 30%，我国将成为世界上人口老龄化发展速度最快的国家之一。

（3）老龄化区域发展不平衡。地区间社会经济发展水平与人口策略等方面的差异对我国各地区人口发展产生了巨大的影响，同时受人口迁移的影响，我国各地区人口老龄化的发展很不均衡。总体格局是人口老龄化速度与程度东部沿海地区要显著高于中西部地区、汉族地区高于少数民族地区。虽然我国人口老龄化首先出现在城市，但由于城市化与人口迁移，农村人口老龄化程度与速度都已超过城市，今后我国农村地区将面临比城市更严峻的人口老龄化挑战。

（4）老龄化超前于社会经济发展水平。发达国家是在社会经济发展到很高水平、基本完成现代化后才开始面临人口老龄化问题，即"先富后老"，因而具有为建立和维持老龄化社会保障体系所需要的经济实力。而我国的人口老龄化是在生产力发展水平还不高的情况下发生的，即"未富先老"，人口老龄化超前于社会经济发展水平而提前出现。

（5）老年人口高龄化迅速。在人口老龄化的同时，老年人口内部结构也在发生巨大的变化，突出表现为老年人口中的低龄老年人口所占比例不断下降，而中龄与高龄老年人口所占比例不断上升。伴随我国人口老龄化快速进程而来的，是老年人口的迅速高龄化。根据预测，21世纪上半叶，我国80岁及以上高龄老年人的数量将迅猛增加，在2050年老龄化高峰来临时，其绝对数量将达到1亿左右。

二、我国老年慢性病流行现状及发展趋势

慢性病是与急性传染性疾病相对而言的，它不是特指某一种病症，而是对一类无传染性、起病隐匿、病程长且一般不能治愈、病因复杂且未完全被确认的疾病的概括性总称。目前，影响我国人民身体健康的常见慢性病有心脑血管疾病（高血压、冠心病、脑卒中等）、糖尿病、恶性肿瘤、慢性呼吸系统疾病等。慢性病一般潜伏期长，并具有高患病率、高伤残率、高医疗利用率等特点。

随着年龄的增长，致病因子作用时间相对延长，器官损伤逐步累积，慢性病症状逐渐凸显。多项研究均已证明慢性病和年龄密切相关，年龄是慢性病的最主要影响因素之一，慢性病患病率随年龄增加明显升高，且老年人常同时患有多种慢性病。

我国老年人常患慢性病为高血压、冠心病、慢性阻塞性肺疾病、脑卒中、风湿、恶性肿瘤和其他退行性疾病。其中，脑卒中、冠心病和糖尿病都有着较高的患病率，并有逐年上升的趋势。

（一）老年慢性病患者数量多

从20世纪60年代后期开始，我国的一些大城市开始出现慢性病取代传染性、感染性疾病成为我国人口死亡原因的主导因素，目前我国绝大部分地区已经完成了这种疾病流行模式的转变。由于人口高龄化，高龄老年人数量迅速增

加，人群总体健康状况下降，死亡人数从 20 世纪 50 年代的每年 600 万急剧增加到 2023 年的 1110 万，其中约 1/3 是老年人。相关数据显示，我国 60 岁及以上人群慢性病患病率为 69.13%，患共病者的比例达 43.65%。

（二）严重影响老年人健康的几种慢性病

1. 心脑血管疾病

心脑血管疾病主要包括高血压、冠心病、缺血性心脏病、慢性风湿性心脏病、肺源性心脏病、脑卒中等。我国目前每年新增 75 万心脑血管疾病患者。近年来，心脑血管疾病死亡率呈上升趋势。目前，我国心脑血管疾病在人口死因构成中的占比约为 42%，已超过恶性肿瘤位居首位。2020 年发布的《中国居民营养与慢性病状况报告》显示，心脑血管疾病的死亡率为 270/10 万，高于恶性肿瘤的 144/10 万。年龄是慢性病患病率最主要的影响因素之一。随着年龄的增长，心脑血管疾病的患病率明显增加，可能与身体功能下降，合并糖尿病、高脂血症等慢性病的比例增加有关。吸烟和饮酒会增加心脑血管疾病的发生风险，烟草中包含 200 多种有害成分，其中尼古丁、氧自由基等成分会直接损害心脑血管系统。饮酒与心脑血管疾病的关系较为复杂，相关研究显示，长期酗酒人群中心脑血管疾病的发生风险提高 20%~40%。此外，与心脑血管疾病相关的危险因素也呈逐年上升的趋势，这意味着急性心肌梗死、脑卒中等危重疾病将会大量出现，心脑血管疾病的高额治疗费用也已成为家庭和社会的沉重负担。

2. 痴呆

痴呆分为阿尔茨海默病（Alzheimer Disease，AD）和血管性痴呆（Vascular Dementia，VD），是一种发生于老年期前后的原发性大脑退行性疾病。近年来，痴呆患者呈迅速增多趋势，痴呆成为世界性的老年期流行疾病。痴呆主要表现为记忆力减退、认知功能障碍及行为异常等神经功能紊乱症状，具有高患病率、高致残率和高致死率的特点，严重影响患者的身心健康和生活质量。痴呆患者的平均生存期为 5.5 年，是老年人群中仅次于心脏病、恶性肿瘤和脑卒中的第 4 位死亡原因。近年来，痴呆患病率呈明显上升趋势，我国北方地区 60 岁及以上人群痴呆患病率已达 3.96%，其中脑梗死等脑血管疾病导致的血管性痴呆占多数。研究发现，血管性痴呆发病特点是阶梯式发展，每次发病比上一次更重，直到出现全面的认知功能障碍。65 岁及以上人群中，约 35% 有轻度认知功能损害，1 年后其中 25% 的人会发展为痴呆。痴呆在不知不觉中起病，呈持续进行性认知功能衰退，后期认知功能直线下降，病程一般是

5～12年。照料痴呆患者已成为社会和家庭的沉重负担。

3. 糖尿病

糖尿病是以持续高血糖为主要特征的内分泌代谢系统疾病。由于社会经济快速发展、生活水平提高，以及人口老龄化的影响，糖尿病的患病率在全球有逐年上升的趋势，已成为继心脑血管疾病、恶性肿瘤之后第三大威胁人类健康的慢性病。我国已成为全球糖尿病第一大国。糖尿病因其病程长、预后差、易引起并发症的特征，加重了家庭和社会的经济负担，是严重危害人类生命健康的社会性公共卫生问题。在庞大的糖尿病患病人群中，90％以上是2型糖尿病，这是一种可致残、致死的终身性疾病。糖尿病带来的危害，几乎都来自它的并发症。据《中国2型糖尿病防治指南（2020版）》统计，我国糖尿病患病率在2017年已达11.2％，以2型糖尿病、老年糖尿病为主，且仍呈上升趋势。虽然糖尿病的知晓率、治疗率和控制率较前有所改善，但仍处于世界较低水平，给我国的健康教育事业带来巨大挑战。未来数十年内，糖尿病仍将是我国面临的一个严重的公共卫生问题。

4. 慢性阻塞性肺疾病

慢性阻塞性肺疾病（Chronic Obstructive Pulmonary Disease，COPD）是老年人的常见病、多发病，是以气流受阻为特征，以反复咳嗽、咳痰、气促和呼吸困难为主要症状的慢性支气管炎和（或）肺气肿的气道阻塞进行性发展，但部分有可逆性，可伴有气道高反应性。COPD是十分普遍的肺部疾病，在临床上具有较高的发病率。COPD患者大多会出现呼吸困难、气促、胸闷等，通常呈进行性发展。临床主要采用支气管扩张剂治疗COPD，必要时可联合呼吸康复、氧疗和手术等方法治疗。

COPD在老年群体中具有较高发病率，是一种临床常见疾病，且近年来发病率逐步升高。COPD致死率和致残率均较高，若治疗不及时很容易引发慢性肺源性心脏病、慢性呼吸衰竭、睡眠呼吸障碍等疾病，给患者生活质量和生命安全造成威胁。特别是在老年COPD人群中，由于迁延不愈、反复发作、病情加重，甚至须进行气管插管或气管切开辅助呼吸，给患者身心造成很大痛苦并严重影响其生活质量。老年COPD患者除有渐进性体力丧失，还存在心理上的改变。由于长期慢性病痛苦折磨及心理压力，老年COPD患者社会活动减少或受限制，对生活缺乏自信心，易产生抑郁、焦虑、记忆力和注意力减退等表现。这些表现可使机体处于紧张状态，进一步加速免疫力的降低，使得老年COPD患者易患感冒，从而使病情加重、反复和迁延。

5. 其他疾病

恶性肿瘤、老年性白内障、前列腺肥大、更年期综合征、骨关节疾病、眼疾病等慢性病也是老年人常见病、多发病，严重影响老年人的健康。

三、慢性病对老年人生活质量的影响

WHO 在 1993 年将生活质量定义为不同文化和价值体系中的个体对他们的生存目标、期望、标准及所关心的事情相关的生存状况的感受。我国中华医学会老年医学分会流行病学专家经过讨论，将老年人生活质量暂定义为：60 岁及以上老年人群对自己身体、精神、家庭和社会生活美满的程度和对老年生活的全面评价。Ferrell 等 1995 年提出生活质量是四维模式结构，即躯体健康状况、心理健康状况、社会健康状况和精神健康状况。以上几种关于生活质量的概念，描述的词语不同、视角不同，但都涉及生理、心理、社会、精神等多个维度，揭示出生活质量是对整体人的生活状况的方方面面的概括与评价。

慢性病对老年人生活质量的影响主要如下。

（一）生活质量下降

有研究发现，患慢性病的老年人的生活质量各维度得分均低于没有慢性病病的老年人。同时患有多种慢性病的高龄老年人，更易出现认知功能、听力、视力受损，跌倒及患抑郁症可能性升高。这些均使其生理功能受到不同程度的损害，从而影响其生活质量。高龄老年人慢性病患病率较高，虽然长寿但是并不一定健康，这是影响其生活质量的主要原因。

（二）自理能力下降

慢性病造成老年人躯体功能受限，影响了老年人的自理能力。高龄老年人的活动能力、反应能力、健康状况普遍下降，有 17.33% 的老年人日常生活需要部分或全部依赖他人帮助，20.03% 的老年人视力受损或失明，12.07% 的老年人语言能力差，32.92% 的老年人记忆力差，23.69% 的高龄老年人中、重度认知功能受损，27.81% 的老年人有不同程度的孤独感。高龄化社会中，最使人忧虑的问题是高龄老年人的日常生活照料问题，特别是那些独居的高龄老年人。老年人年龄每增加 5 岁，其自理能力下降的危险性将增加 1.12 倍；患糖尿病的高龄老年人，其自理能力下降的危险性为非糖尿病老年人的 2.4 倍，白内障老年人的自理能力下降的危险性是非白内障老年人的 1.5 倍；患脑卒中等脑血管疾病的高龄老年人，其自理能力下降的危险性是非脑血管疾病老年人的

7.8倍；支气管炎（肺气肿、肺炎和哮喘）老年人的自理能力下降的危险性是非支气管炎老年人的1.47倍。

（三）导致残疾和过早死亡

导致老年人死亡的主要疾病是脑血管疾病、心血管疾病及恶性肿瘤，因慢性病死亡的老年人数占老年人总死亡人数的75%。

参考文献

[1] 王晋玲，公亚丽. 人口年龄结构、收入不平等对居民消费的影响及其区域差异性——基于系统GMM模型的实证[J]. 商业经济研究，2020（14）：51−54.

[2] 胡傲容，周沛林，沈春安，等. 随州市老年人慢性病患病现状及其危险因素研究[J]. 公共卫生与预防医学，2013，24（1）：70−72.

[3] 闫伟，路云，张冉，等. 基于CHARLS数据分析的我国老年人共病现状研究[J]. 中华疾病控制杂志，2019，23（4）：426−430.

[4] 梁锐明，殷鹏，王黎君，等. 中国7个城市大气PM2.5对人群心血管疾病死亡的急性效应研究[J]. 中华流行病学杂志，2017，38（3）：283−289.

[5] 刘月姣. 《中国居民营养与慢性病状况报告（2020年）》发布[J]. 中国食品与营养，2020，6（12）：2.

[6] 朱硕斌，孟若谷. 实施MPOWER控烟战略降低心血管疾病负担[J]. 中国循证心血管医学杂志，2017，9（7）：892−894.

[7] 孙亮亮，谢虹，张艳芳，等. 饮酒与糖尿病及其心血管疾病关系的研究进展[J]. 牡丹江医学院学报，2019，40（2）：123−126.

[8] MARTINEZ B, PEPLOW P V. MicroRNAs as diagnostic and therapeutic tools for Alzheimer's disease：advances and limitations[J]. Neural Regeneration Research，2019，14（2）：60−73.

[9] 杜飞行，冯伟，王春丽. 宁波市奉化区糖尿病流行现状及影响因素分析[J]. 中国农村卫生事业管理，2018，38（1）：40−42.

[10] 袁晓霞，钟艾霖，周尚成，等. 2017—2019年广州市糖尿病早死概率及疾病负担分析[J]. 现代预防医学，2021，48（5）：784−788.

[11] 戴璟，龚钰雯，李伟. 基于社区视角下昆明市糖尿病患病现状及影响因素分析[J]. 现代预防医学，2019，46（17）：3143−3146，3176.

[12] 中华医学会糖尿病学分会. 中国2型糖尿病防治指南（2020年版）[J]. 中华糖尿病杂志，2021，13（4）：315−409.

（段清漪）

第二节 慢性病整体关怀

一、慢性病整体关怀的概念

慢性病整体关怀是将健康管理理念应用到慢性病预防和控制中的一种综合的、一体化的保健体系，组织慢性病专业医师及护士为健康人、慢性病风险人群、慢性病患者提供全面、连续、主动的管理，以达到促进健康、延缓慢性病进程、减少并发症、降低病残率、降低病死率、延长寿命、提高生活质量，同时降低医药费用等目的的一种科学健康管理模式。该模式是以人群为基础，以生物-心理-社会医学模式为出发点，将消除危险因素作为管理的首要任务，同时重视疾病的临床治疗、康复锻炼、并发症的预防及治疗，全方位、多角度为慢性病患者提供健康服务。

二、慢性病整体关怀的重要性与必要性

（一）个人层面

首先，慢性病会引起老年人躯体上的症状，从而导致个人健康受损；其次，慢性病会引发老年人负面情绪和疾病，如抑郁、失眠、悲伤等；最后，慢性病可能会影响老年人的家庭关系和社会关系，如COPD患者的自理能力大幅度下降，增加了对家庭的依赖，而家庭照顾者的负担也相应增加。因此，需对老年慢性病患者提供躯体的、心理的、社会的、精神的整体关怀，让其感受到被关爱。

（二）家庭层面

老年慢性病起病比较隐匿，病情容易反复，病程迁延，给家庭带来了一定的负担，尤其是癌症晚期。有研究统计，一个癌症晚期的患者需要2~4个家属的照顾，家属需要为其提供平均每天8.3小时的照顾。在英国，癌症晚期患者的家庭主要照顾者需要为预期生存期仅3个月的患者提供平均每周69小时的照顾。家庭主要照顾者不仅要为癌症患者提供生活起居和衣食照顾、参与疾病的诊断和治疗阶段的辅助照顾，而且还参与疾病全过程的护理，包括疾病诊断明确后的精神辅导与支持、二便的照顾，对半失能/失能

的护理，以及随着疾病进展，各种伤口的处理、各种管道的护理等。在现实生活中，许多家庭主要照顾者还需要照顾其他家庭成员，如未成年的孩子，同时还需要工作；有的家庭主要照顾者自身健康状况欠佳或患有多种慢性病。因此，对老年慢性病患者的整体关怀，也体现了对慢性病患者家庭的关怀，有益于慢性病的管理。

（三）国家层面

为加强慢性病防治工作，降低疾病负担，提高居民健康期望寿命，努力全方位、全周期保障人民健康，国家先后出台了相关政策，如《中国慢性病防治工作规划（2012—2015年）》《中国防治慢性病中长期规划（2017—2025年）》等，体现了国家对慢性病的高度重视。对老年慢性病的管理及对老年慢性病患者的整体关怀是在积极地践行和落实国家政策。

三、慢性病整体关怀模式

目前，以美国、芬兰等为代表的发达国家一直致力于慢性病整体关怀模式的研究，经过多国学者长期深入的研究，开发出多种模式，包括慢性病保健模式（Chronic Care Model，CCM）、慢性病自我管理计划（Chronic Disease Self－Management Program，CDSMP）、慢性病创新照护框架（Innovative Care for Chronic Conditions Framework，ICCC）等。

（一）慢性病保健模式

慢性病保健模式是 Wagner 于 1998 年提出的一套针对慢性病进行全面系统管理的方法，其筹资模式以国家拨款、商业保险和自费3部分组成。慢性病保健模式由下述6个核心要素组成，6个核心要素之间的联系见图8-1。

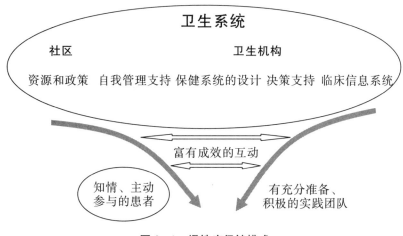

图 8-1 慢性病保健模式

（1）自我管理支持：卫生保健人员通过帮助患者（和家属）设定目标、制订行动计划、提供信息和支持，使患者（和家属）能够更好地管理该疾病。

（2）保健系统的设计：明确规范慢性病管理团队成员的角色、功能及任务，提供个案管理和跨文化照顾，定期随访，提供有效、可及的卫生服务。

（3）决策支持：采用该领域权威人士的教育方法，把专业知识纳入初级保健中。

（4）临床信息系统：临床信息系统提供了关于患者个体和患者群体的及时有用的数据。临床信息系统对于制订有效的慢性病管理方案至关重要。可根据患者的个人信息制订相对个性化的慢性病管理方案，也有助于管理方案的调整。

（5）卫生系统：采取有效的策略促进组织全面改进，并提供各种资源来支持慢性病管理，逐步实现由被动的慢性病保健服务模式转变为主动的慢性病保健服务模式。

（6）社区资源和政策：鼓励患者参与有效的社区活动，动员社区资源满足患者的需求。

与此同时，该模式关键在于需要"知情、主动参与的患者"和"有充分准备、积极的实践团队"之间进行"富有成效的互动"，最终促使患者能够成为疾病的良好管理者。

（二）慢性病自我管理计划

慢性病自我管理计划是由斯坦福大学开发的，是由同伴领导、以社区为基础的干预项目。慢性病自我管理计划共进行 6 次高度参与性的课程，每次 2.5 小时，每周 1 次，连续 6 周。课程主要内容：应对慢性病症状（包括疲劳、疼痛、抑郁和沮丧），锻炼，适当营养，适当用药，与家人、朋友和健康专业人士有效沟通。授课形式：经过培训的非专业人士作为小组长，以小组讨论的形式进行授课，教授慢性病患者管理疾病所需的知识和技能，有助于帮助他们更好地管理慢性病和相关并发症。慢性病自我管理计划最初只针对关节炎，后来逐步发展成覆盖糖尿病、高血压、精神疾病等多种慢性病。美国、加拿大、英国等国已将慢性病自我管理计划作为社区服务的常规项目。慢性病自我管理计划可以为患者带来多层面的益处，包括减少疼痛和健康困扰、增加精力、减少疲劳、增加身体活动、减少抑郁、与医师更好地沟通、减少社会角色限制、增强管理慢性病的信心。相关研究也表明，慢性病自我管理计划可以改善患者的躯体和心理状况、健康状况，提高生活质量。

（三）慢性病创新照护框架

为了应对全球慢性病挑战，尤其是帮助发展中国家更好地管理慢性病，2002 年 WHO 基于慢性病保健模式提出了慢性病创新照护框架。慢性病创新照护框架更适合中低等收入国家。

慢性病创新照护框架将复杂的卫生服务提供过程分为微观（患者和家庭）、中观（医疗卫生机构和社区）和宏观（政策）3 个层面，每一层与另外两层相互作用并产生积极影响（图 8-2）。宏观层面主要指慢性病防控的政策环境，包括 6 个要素：强有力的伙伴（部门）关系、政策整合、一致的经费支持、人力资源配置和发展、立法框架支持、积极的领导和宣传；中观层面重点强调医疗卫生机构和社区两方面的作用；微观层面即框架中间的三角形结构，分别包括有准备的、知情的、积极的患者及家庭、社区伙伴和卫生服务团队。

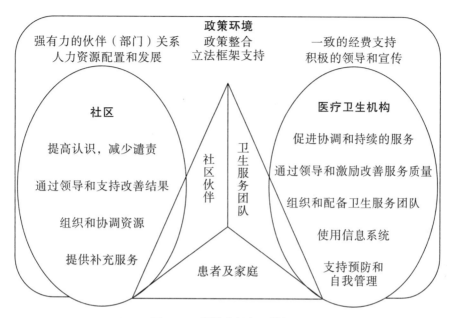

图 8-2　慢性病创新照护框架

（四）我国慢性病整体关怀模式

我国在慢性病整体关怀方面的研究相对于发达国家起步较晚，20 世纪 80 年代末，我国部分地区逐渐开展慢性病整体关怀工作并不断发展，借鉴国外慢性病整体关怀模式的优缺点，逐步形成符合我国医疗卫生体系的慢性病整体关怀模式。目前国内主要的慢性病整体关怀模式包括慢性病自我管理模式和社区慢性病管理模式，前者主要借鉴国外的慢性病自我管理计划。

慢性病的发生、发展与居民生活方式密切相关，如吸烟、不良饮食习惯、缺乏运动、超重和肥胖等慢性病高危因素普遍存在。慢性病自我管理模式强调患者或高危人群在疾病管理过程中的主导地位，让患者或高危人群了解自己的健康状况，认识到疾病的高危因素，通过改变日常饮食、行为、生活习惯等，达到预防疾病、促进健康的目的。

复旦大学傅东波教授首次引进美国斯坦福大学慢性病自我管理计划，并在此基础上探索出了适合我国社区的有效实施模式——共同参与型模式。该研究团队将自愿参加慢性病自我管理计划课程的慢性病患者，分成干预组（430人）和对照组（349 人），进行 6 个月的干预。研究结果显示，共同参与型模式在 6 个月内能够改善参加者的自我管理行为、自我效能、部分健康状况，减少住院次数，能给参加者、授课者、社区产生积极影响和益处。

社区慢性病管理模式主要有社区网格化管理模式、家庭医师签约服务模式、"互联网＋医疗"模式、一体化管理模式。

四、生命终末期的整体关怀

生命终末期的整体关怀是对那些所患疾病对根治性治疗无反应的、生存期相对短（一般认为小于 12 个月）的患者提供积极和整体的关怀。

（一）症状评估

生命终末期患者的主要症状约有 30 种，分为核心症状和一般症状，如图 8-3。核心症状共 13 种，如疼痛、呼吸困难、恶心呕吐、谵妄等；一般症状至少有 17 种。症状多以症候群的形式表现，每例患者平均存在 5 种症状，3～7 种的占 69.26%。症状控制是安宁疗护的重要组成部分，对实现最佳生活质量至关重要。因而针对生命终末期的整体关怀，需将症状控制和管理放在首位，如运用症状管理理论（Symptom Management Theory，SMT）进行症状群管理，从单一症状到症状群的管理，实现从疾病的常规护理到以"症状"为中心的护理干预的转变。

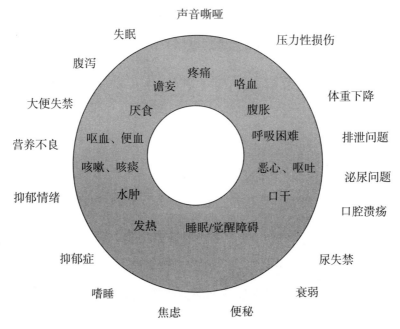

图 8-3　生命终末期患者症状图

评估工具的选择将直接影响评估的准确性，选择有效的、科学的症状评估工具是进行症状控制和管理的前提。多症状评估工具包括记忆症状评估量表（MSAS）、安德森症状评估量表（MDASI）、埃德蒙顿症状评估量表（ESAS）。埃德蒙顿症状评估量表（表8-1）较全面囊括了生命终末期患者大部分常见症状，医务人员可通过观察症状的演变趋势较为准确地推断患者当前症状的严重程度；评估过程比较简短，患者易于完成。患者按0~10分对其症状严重程度计分，0分代表无症状，10分代表能感受到症状最严重的程度，1~3分为轻度，4~6分为中度，7~10分为重度。生命终末期关怀评估表（表8-2）则可作为日常护理评估的记录表单。

表8-1 埃德蒙顿症状评估量表

请圈出最能描述在过去24小时内能感受到症状的严重程度。

程度	分数											程度
	0	1	2	3	4	5	6	7	8	9	10	
无疼痛												极度疼痛
无疲倦												极度疲倦
无恶心												极度恶心
无抑郁												极度抑郁
无焦虑												极度焦虑
无嗜睡												极度嗜睡
无气短												极度气短
食欲最佳												食欲极差
感觉生活质量极佳												感觉生活质量极差
无瘙痒												极度瘙痒
其他问题												

表8-2 生命终末期关怀评估表

评估项目	评估时间					
	02:00	06:00	10:00	14:00	18:00	22:00
患者有疼痛吗？						
患者躁动不安/谵妄吗？						
患者出现呼吸道分泌物吗？						

续表

评估项目	评估时间					
	02:00	06:00	10:00	14:00	18:00	22:00
患者恶心吗?						
患者呕吐吗?						
患者呼吸困难吗?						
患者有任何其他痛苦症状吗?						
患者口腔湿润和清洁吗?						
患者持续呻吟吗?						
患者是否尿潴留?						

(二) 症状控制和管理

1. 疼痛

1) 定义。

(1) 疼痛。2020 年 7 月 16 日,国际疼痛研究学会(IASP)发布了 IASP 特别专家组对"疼痛"(Pain)定义的修改。新版疼痛定义为"疼痛是一种与实际或潜在的组织损伤相关的不愉快的感觉和情绪情感体验,或与此相似的经历"。

(2) 癌性疼痛。由肿瘤本身或者肿瘤相关因素导致的疼痛。

(3) 爆发性癌痛(Breakthrough Cancer Pain)。在背景痛控制相对稳定、镇痛剂充分应用的前提下,自发或在某些可预知或不可预知因素的诱发下突然出现的短暂疼痛加重。

(4) 难治性癌痛。由肿瘤本身或肿瘤治疗相关因素导致的中、重度疼痛,经过规范化药物治疗 1~2 周,患者疼痛缓解仍不满意和(或)不良反应不可耐受。

2) 诊断标准。

(1) 爆发性癌痛:参照英国和爱尔兰姑息治疗学会科学委员会(the Science Committee of the Association for Palliative Medicine of Great Britain and Ireland)的诊断标准并紧密结合临床实践,爆发性癌痛的诊断标准如下。

①在过去的 1 周患者是否存在持续性疼痛(背景痛)。

②在过去的 1 周患者的背景痛是否充分控制(数字分级评分≤3 分)。

③患者是否存在短暂疼痛加重的现象（数字分级评分≥4分）。

若上述问题的答案均为"是"，则可确诊患者存在爆发性癌痛，即上述3个条件需全部符合后，患者才可确诊存在爆发性癌痛。

（2）难治性癌痛：难治性癌痛的诊断需同时满足以下两条标准：

①持续性数字分级评分≥4分和（或）爆发性癌痛次数≥3次/天。

②遵循相关癌痛治疗指南单独使用阿片类药物和（或）联合辅助镇痛剂治疗1~2周，患者疼痛缓解仍不满意和（或）出现不可耐受的不良反应。

3）处理。

（1）药物治疗。不同种类的疼痛可能需要不同类型的药物治疗，因而临床上常采用联合用药控制患者的疼痛。以强阿片类药物为主，联合抗惊厥药物、解痉药物、皮质类固醇类激素等辅助药物。吗啡是治疗癌痛的"金标准"，相关研究也证实，低剂量吗啡（≤30mg）可替代弱阿片类药物用于中度癌痛的治疗，可明显减轻疼痛强度，耐受性较好，起效较快。

（2）强阿片类药物不同用药途径之间的转换。根据患者的病情和疼痛情况，为患者制定个性化的镇痛方案，如采用口服镇痛剂、透皮贴剂、安置镇痛泵等方式，需清楚强阿片类药物不同用药途径之间的转换（表8-3）。

表8-3 强阿片类药物不同用药途径之间的转换

起始途径	转换途径	剂量	举例
口服（po）	皮下： 皮下注射（SC/IH） 持续皮下输注（CSCI）	1/2	盐酸吗啡缓释片 90mg po q12h =90mg SC/CSCI q24h
口服（po）	持续静脉输注（CIVI）	1/3	盐酸吗啡缓释片 120mg po q12h＝80mg IV/CIVI q24h
皮下	持续静脉输注（CIVI）	0.7	盐酸吗啡注射液 10mg CSCI＝盐酸吗啡注射液 7mg CIVI

2. 呼吸困难

1）定义。

呼吸困难是患者主观上感到空气不足、呼吸费力，客观上表现为鼻翼扇动、张口呼吸、端坐呼吸、辅助呼吸肌参与呼吸运动，并伴有呼吸频率、深度与节律的改变。2012年，美国胸科学会（American Thoracic Society，AST）对呼吸困难的定义："呼吸困难是指某种包括不同强度、不同性质的呼吸不适感的主观体验。这种体验是生理、心理、社会等多种因素相互作用的结果，同时它又会进一步引起个体的生理和行为反应。"

2）治疗。

（1）非药物治疗。根据患者的病情，选择氧疗或无创呼吸机辅助通气。目前有证据显示氧疗可用于缓解因低氧血症、肺水肿、肺心病、肺动脉高压所致的呼吸困难，而对于其他因素所致的呼吸困难，氧疗并未被证实有效。而临床上将氧疗作为常规的处理措施，针对极度呼吸困难的患者，患者感觉"吸不到气"而害怕时，给予氧疗的象征意义会大于实质效果。若患者神志清楚，吞咽功能正常，有进食、饮水的需求，脱离吸氧面罩或口鼻面罩呼吸机时，给予鼻导管持续氧疗，保证氧疗不中断。多个研究证据证明吹风扇可以缓解呼吸困难，可向所有呼吸困难的患者推荐风扇作为一种基于证据的症状管理策略。建议将小风扇放置在床旁桌上，对准患者鼻子和口部，距离面部 15～20cm。同时，吹风扇可以使面部降温，加强空气对流。

（2）药物治疗。美国临床肿瘤学会（American Society of Clinical Oncology，ASCO）、欧洲肿瘤学会（European Society for Medical Oncology，ESMO）推荐将阿片类药物作为缓解癌症患者呼吸困难的一线治疗药物。给药途径：口服、皮下注射。虽然一些研究表明雾化阿片类药物的有益作用，但仍缺乏明确的证据。特别是在一项研究报告中，雾化吗啡和安慰剂之间没有差异。大多数医师知道阿片类药物可能会抑制呼吸，对其使用十分谨慎，不到一半的医师选择使用阿片类药物缓解呼吸困难。而呼吸中枢对缺氧和高碳酸血症的敏感性和反应性降低可能是呼吸抑制作用的机制之一。因而，国内对应用吗啡缓解呼吸困难仍然有争议。ESMO 临床实践指南建议，对于初用阿片类药物者每 4 小时口服 2.5～5.0mg 或每 4 小时皮下注射 1.0～2.5mg 吗啡，如果患者已经接受了阿片类药物治疗，在原有 24 小时总剂量的基础上增加 25%。

参考文献

[1] 刘艳，彭伟. 安宁疗护中常用的症状群评估工具 [J]. 护理研究，2019，33（17）：2983-2986.

[2] 宋学军，樊碧发，万有，等. 国际疼痛学会新版疼痛定义修订简析 [J]. 中国疼痛医学杂志，2020，26（9）：641-644.

[3] 王昆，金毅. 难治性癌痛专家共识（2017 年版）[J]. 中国肿瘤临床，2017，44（16）：787-793.

[4] PARSHALL M B, SCHWARTZSTEIN R M, ADAMS L, et al. An official American Thoracic Society statement：update on the mechanisms, assessment, and management of dyspnea [J]. American Journal of Respiratory Critical Care Medicine, 2012, 185

（4）：435－452.

[5] BARNES－HARRIS M，ALLGAR V，BOOTH S，et al. Battery operated fan and chronic breathlessness: does it help? [J]. Support Palliat Care，2019，9（4）：478－481.

[6] KLOKE M，CHERNY N，COMMITTEE E G. Treatment of dyspnoea in advanced cancer patients: ESMO Clinical Practice Guidelines [J]. Annals of Oncology，2015，26（Suppl 5）：v169－v173.

[7] HUI D，BOHLKE K，BAO T，et al. Management of dyspnea in advanced cancer: ASCO guideline [J]. Journal of Clinical Oncology，2021，39（12）：1389－1411.

[8] HACKNER K，HEIM M，MASEL E K，et al. Evaluation of diagnostic and treatment approaches to acute dyspnea in a palliative care setting among medical doctors with different educational levels [J]. Support Care Cancer，2022，30（7）：5759－5768.

[9] RIGG J R. Ventilatory effects and plasma concentration of morphine in man [J]. British Journal of Anaesthesia，1978，50（8）：759－765.

（龚琴琴）

第九章　生命终末期患者
及其家属的社会－心理、精神照护

第一节　社会－心理照护

生命终末期患者及其家属面临诸多社会－心理困境，如角色丧失、脱离社会生活、医药费用导致的经济负担及对死亡的恐惧等，由此引起很多负面情绪。对生命终末期患者及其家属提供社会－心理照护，是安宁疗护的重要内容，目的是帮助患者及其家属处理负面情绪，减轻心理负担，提高生活质量。

一、生命终末期患者社会－心理问题

当患者得知自己病情后，常有自我克制、压抑情绪，缺乏自信心，经不住打击，内心矛盾，甚至有不安全感，怕被抛弃，长期精神紧张，情绪低落，甚至悲观失望等社会－心理问题。

（一）焦虑

焦虑是最早出现，也是最普遍的一种心理反应，常包含着恐惧和担心。焦虑其实也是一种防御，是一种不知所措的不愉快的情绪。生命终末期的患者常常表现出焦虑，其实就是内心有一种说不出的紧张、恐惧和难以忍受的不适感，似乎预感到死亡的临近。

（二）情绪低落、失望、抑郁

情绪低落时，会感到失望，感到自己处于绝境，感到不能控制自己的生活而产生了抑郁，严重的时候可能会导致自杀，这与疾病长期折磨和经济负担有关。在抑郁的状态下患者会有悲观、失望、无助、冷漠、绝望等负面情绪。

（三）愤怒、激动

由于患者自身应对失败，常会引起情绪暴发，甚至出现攻击行为。攻击的对象可以是人或者物，也可以是自身。

（四）失助

失助指患者自身感到无能为力、听之任之、被动挨打的情绪。失助在日常生活活动能力处于完全依赖状态的患者中尤为明显。

（五）认知功能障碍

患者因疾病、治疗的影响或处于应激状态下，可出现认知功能障碍，注意力、记忆力、判断力、决策力及理解力下降。

（六）孤独感

患者患病后，因不能参加工作、学习，切断了与社会、朋友间的联系，变得敏感多疑、情绪低落、焦虑紧张，难以与周围人融洽相处。然而随着病程推移，来自各方面的关怀逐渐减少，如果生活不能自理，则更会加剧患者的孤独感和被遗弃感。

二、生命终末期患者社会－心理问题评估

生命终末期患者社会－心理状态因个体差异而各有不同，受到疾病严重性、心理稳定性和社会支持三大因素影响。评估中，不仅需要理解生命终末期患者的社会－心理状态的共性，更要注意到患者在不同阶段社会－心理状态的动态变化。

（一）评估社会－心理问题的理论基础

1. 情绪蜂巢（Hive of Affect）

美国教授施耐德曼（Edwin Shneidman）根据个人性格不同，将生命终末期患者的行为模式分为以下几种。

（1）奋斗者（Postponer）：一直否认将死的事实，不放弃任何机会与死亡斗争，坚持到底。

（2）认命者（Acceptor）：认为这是命运的安排，所以无可奈何地接受死亡的现实，非常安静。

（3）轻蔑者（Disdainer）：不相信自己即将死亡的事实，对他人的帮助嗤之以鼻。

（4）欢迎者（Welcomer）：早已厌世，已经做好随时离开的准备。

（5）无惧者（Unafraid）：面对死亡表现出无所谓的样子，甚至可以与人调侃死亡，缓解他人的恐惧。

（6）克制者（Stoic）：面对死亡时感到忧虑，但拒绝在他人面前表现出沮丧的样子。

（7）少输者（Make the Best of a Bad Situation）：接受死亡的事实，但不放弃抗争，希望在死前多争取一些现实的利益。

临床工作中可见各种类型的行为模式，其中少输者和克制者较为多见。施耐德曼的情绪蜂巢理论可帮助了解患者的行为模式和治疗决策意愿，有针对性地给予相应的支持与帮助，提升患者的被尊重感。

2. 临终心理发展理论

美国精神病学及心理学专家库伯勒·罗斯（Elisabeth Kübler Ross）将临终患者的心理过程概括为五个阶段：否认期、愤怒期、讨价还价期、抑郁期和接纳期。

（1）否认期。临终患者在知道自己的真实病情后会感到极度震惊，不承认自己病情严重，认为可能是医师的错误诊断，在思想上逃避现实。其心理反应为："不，不可能，不会是我！一定是搞错了！这不是真的！"极力否认，拒绝接受事实，怀着侥幸的心理四处求医，希望是误诊。此期持续时间因人而异，大部分患者很快会渡过，也有些患者会持续否认直至死亡。也有一些患者在否认期为了避免家属过度悲伤，表面上保持乐观的态度，假装不知道，但在真正了解他们的人面前会诉说、哭泣。

（2）愤怒期。渡过否认期，患者知道生命即将结束，认为不公平，常表现为悲愤、焦虑、烦躁等，可能出现拒绝治疗的情况，甚至敌视周围的人。

（3）讨价还价期。患者承认自身疾病的严重后果，内心比较平静，沉默不语，能平静地接受治疗，期待医师能够妙手回春、延长生命，以完成未尽心愿，并期望奇迹出现，常常表示："如果能让我好起来，我一定……"此期患者变得非常和善/宽容，对病情抱有一线希望，能积极配合治疗。

（4）抑郁期。患者知道治疗无望，死亡将至，表现出极度伤感、抑郁、低落、消沉、退缩、悲伤、沉默、哭泣等，甚至会有轻生的念头。患者会要求见亲朋好友，希望有喜爱的人陪伴，开始安排后事，留下遗言。

（5）接纳期。此时患者的心理一般十分平静，对死亡已有充分准备，有些患者意识十分清醒，表现出留恋人生、不愿死去，也有些患者难以忍受疼痛而希望早点结束生命。

以上五个阶段或许会按顺序发展，或许会同时共存，并且持续时间各有不同。库伯勒·罗斯的临终心理发展理论可为患者不同疾病阶段的心理特点分析提供理论基础，指导临床心理评估和心理护理。

（二）评估内容

1. 社会经济背景

社会经济背景包括民族、文化、宗教信仰、受教育程度、社会角色、经济条件、照顾条件等。

2. 患者的心理状态

患者的心理状态包括挫折忍受度、防卫机制、压力应对方式等人格特质，对于诊断和预后的知情程度、情绪状况、过去的挫折经验、对疾病和死亡的态度以及余生期待等。

3. 家庭关系与沟通

准确评估患者婚姻状态、家庭成员之间的关系、支持或冲突、亲密或疏离、家庭沟通模式等。

4. 其他并存压力源

是否有儿童、老年人、残疾人或精神疾病患者等依赖其照顾的家庭成员，有无经济困难，或者存在另外一个悲伤过程仍未解决。

5. 社会支持系统

社会支持系统是为患者提供物质、经济、照顾、信息、情感等方面支持的外在资源。社会支持系统的评估一般可从三个方面进行：客观、实际或可见的支持（如物质支援、家庭关系、社交的维持等），主观体验到的情感上的支持（如在社会中受尊重、被同理等），支持利用度（个体对社会支持系统的利用情况）。

6. 内在的心理资源

内在的心理资源是有助于患者应对疾病或死亡所带来压力的内在力量，如宗教信仰、价值观、生命意义等。

（三）高危因素

表9-1列举了社会－心理问题的高危因素，具有这些因素的患者更易出

现社会－心理问题，需要加以重视。

表 9-1　社会－心理问题的高危因素

维度	高危因素举例
病情因素	晚期 重度疼痛 躯体功能严重损害 容颜毁损 溃烂与恶臭 明显乏力 预后差
个人因素	年轻 男性 单身、离婚、独居 有年幼子女 情绪不稳 曾多次要求结束生命 既往精神病史，特别是抑郁症史 酗酒和药物滥用史 经济困难
治疗因素	治疗不良反应大 社会功能受损、性征改变（如手术、放化疗所致）
家庭、社会因素	家庭关系紧张 缺乏亲友支持 缺乏单位支持 照顾不力

三、生命终末期患者社会－心理照护

（一）生命终末期患者常见社会－心理问题的处置

生命终末期患者会有很多复杂的负面情绪，认同患者负面情绪产生的合理性，接纳患者的负面情绪，让患者的负面情绪有一个出口，才是疗愈的开始。

1. 否认

否认是一种常见的心理防御机制。当遇到重大负面事件时，当事人通过否认，可以暂时逃避心理刺激，从而获得心理上暂时的安慰，渡过心理难关。对于处于否认期的患者，不应强硬破坏患者这种防御机制，允许患者有一段时间去做好接受的心理准备。结合患者的性格、价值观，调整沟通方式，做好回答其有关诊断、治疗问题的准备，解答患者的疑问，在适当的时机引导患者考虑不良结局的可能性。

2. 愤怒

愤怒是对个人界限受冒犯而产生不满的一种情绪反应。这种受冒犯所致的不满包括恐惧、绝望、侮辱或不适等，如果不能很好地处理愤怒情绪，会使得患者和照顾者、亲友之间人际关系紧张。

3. 恐惧

生命终末期的患者不仅要面对身体的痛苦和躯体功能丧失，而且要面对经济压力，这些都可能给患者带来恐惧。另外，生命终末期患者不得不面对死亡，死亡的不确定性、未知性和与世隔绝性，以及死亡过程的痛苦性均可引起患者的恐惧。对于恐惧的处理，首先要控制患者的躯体痛苦症状；其次，耐心安静地陪伴患者，不说教，倾听患者，同理患者的感受。可与患者一同探讨恐惧的感受，当恐惧来临时，可采用接纳承诺疗法和冥想等方式应对恐惧。

4. 孤独

引起生命终末期患者感到孤独的因素很多，如患病后角色的转变带来的人际关系的变化与隔离、家属对病情的隐瞒引起的对患者无形的孤立、面对死亡体验的无人分担等都可以导致患者感到孤独。面对感到孤独的患者，应多关心、陪伴，倾听患者的心声，并帮助患者把情绪体验表达出来，让患者感觉到被理解、被支持。通过提供生存任务、培养兴趣爱好、传授人生经验等方式，让患者有事可做，提升患者的价值感和意义感。

5. 内疚（负罪感）

当患者觉得自己成为他人的负担却无以为报时，往往会感到内疚和亏欠，甚至希望停止治疗，尽早结束生命以求解脱。对于内疚的患者，应同理患者的这种感受，肯定患者曾经的贡献及存在的价值和意义。鼓励家人向患者表达患者为家庭所做的贡献、对家庭所起的作用，同时表达自己对患者的爱，无论如何，家人都愿意陪伴患者到最后，这是家人应尽的责任。

6. 退缩孤立

有的患者表现为退缩孤立，不愿与人交往。应分析患者产生退缩孤立的原因，探寻患者退缩孤立背后的真实原因，有针对性地给予处理。有的患者希望自己能够有时间独处，思考和整理自己的情绪。这类患者处于心理的自给自足状态，表现出的退缩孤立对患者而言是无害的，我们要尊重患者，给出独立空间，让其整理自己的情绪。有的患者可能认为患病会导致被歧视，因不想被他人歧视而选择退缩孤立，刻意隐藏内心的痛苦。需要关注这类原因引起的退缩孤立，需要以更加耐心和谨慎的态度接近患者。可通过各种方式表达对患者的关注和关心，如可以建议家属在聊天时，让患者以旁听的方式参与，在聊天内容中特别加入对患者及其病情关注的内容；可以建议家属根据患者的喜好为患者准备饮食和患者感兴趣的活动等。

7. 绝望与自杀倾向

当患者病重，生活不能自理，而社会支持又不足，患者就会产生无助感和无望感。有些患者会因为成为家人的负担而陷入绝望之中，甚至产生轻生的念头。在与生命终末期患者交流时，不能把自己的观念强加给患者，不能把所谓"正确的、积极的"想法以说教的方式告诉患者。应从患者的角度出发，倾听、同理患者，设身处地理解患者的感受。评估患者的症状、心理状况，了解患者自杀倾向背后的原因。作为患者情绪的代言人，与患者的家属沟通，提升家庭的沟通效果。患者不排斥身体接触时，可以通过握住患者的手、按摩患者的肢体等身体接触，给予患者精神慰藉。

（二）社会-心理照护技巧

社会-心理照护是为了减轻患者的痛苦，维持机体功能，应对病程各个阶段出现应激性心理障碍，提高患者的生活质量。

1. 倾听和理解

倾听是心理治疗的一个核心技术，也是心理治疗的基础。在倾听过程中，不要比较，不要判断，保持眼神的交流，保持身体的前倾，保持对患者的尊重，保持对患者的关注，体会患者的行为和语言中传达的情绪和需求，并给予回应和澄清。

很多时候，好好听话比好好说话更重要，倾听是给对方赋能的过程，可以构建出一个更加健康的沟通氛围。耐心地倾听患者的诉说，倾听他们言语和行为背后的需求，让患者感到被关心、被理解。对患者来说，这是一种"发泄"，可减轻或缓解患者内心痛苦。缺乏耐心、缺乏足够的时间倾听患者的叙述，是不能让患者把深层的思想顾虑说出来的。

倾听是为了理解，为了发现对方的需求，在倾听的基础上用一颗爱心和同理心，细心观察患者的一举一动，深入患者的内心世界，体验患者的情感，理解患者，并帮助患者表达出来，做患者情绪的代言人，帮助患者清楚表达情绪。

2. 满足期待

期待是一种积极的心理状态。患者希望得到更多亲友、同事的探望、同情和支持，希望医务人员用心地检查和治疗。条件允许时，应尽可能地满足患者的期待。

3. 安慰和鼓励

生命终末期患者的主要心理特征是恐惧、焦虑，应鼓励患者把情绪表达出来。对疾病有不正确的认识时，可给予有效的健康指导和必要的教育。通过安慰和鼓励来减轻或消除患者的恐惧和焦虑。

4. 保证

家属、其他照顾者或医务人员可以向患者承诺，会陪伴好他、尽力照顾好他，目的在于增强患者的信心和勇气，使患者不至于过早绝望。

5. 解释和商讨

原则上不应向患者隐瞒病情。不能哄骗患者，患者一旦得知自己被欺骗而发生愤怒，则会对所有人都失去信任。对不了解或不愿了解真实病情者，不应和盘托出；对心理素质稳定、病期早、疗效好的患者，可及早坦诚相告，以便使其配合治疗；对于感情脆弱、精神极度敏感者，要谨慎从事，选择适当时机告知其真实病情；对于疗效较好的患者，要让其有疾病复发的思想准备；对于病情严重的患者，应分阶段分步骤地告知。在向患者提供医疗信息时，要以患者的意愿和节奏为主。尝试从相关但非直接话题谈起，如讲述他人的故事、借用故事等，通过询问患者"如果你遇到这种情况会怎么做"等，了解患者是否准备好谈论类似话题。上述情况应与患者家属沟通清楚，征得家属的认同和支持。

（三）生命终末期患者社会－心理支持

社会－心理支持是以整体护理的视角展开的，通过心理支持和社会支持的方法缓解患者因面对疾病与死亡而产生的各种负面情绪，缓解其社会－心理问题，增强患者的应对能力，使其适应社会角色的转变，活在当下。社会－心理支持可包含三个层面：实务层面、社会关系层面和个人层面。

1. 实务层面

对生命终末期患者而言，死亡是无法逃避的话题。应该与患者及其家属明确讨论疾病的发展、病程，向患者及其家属解释死亡过程极有可能发生的情况，提前做出医疗和法律等事宜的安排。促进患者与家属对死亡及后事处理的观点达成一致，这不仅有利于处理具体事务，也有利于生命终末期患者提升控制感，减少患者与家属双方的遗憾，促进生死两相安。

（1）遗产的处理：进入生命终末期的患者一般会考虑如何分配自己的遗产或处理自己的某些物品，可以通过尊严疗法、叙事疗法等鼓励患者思考和计划自己的遗嘱。

（2）照护计划的安排：与患者及其家属探讨照护计划，维持和尊重患者生命的尊严，提升患者的生活质量，帮助患者及其家属面对危及生命的疾病所带来的各种问题。在选择照护计划时，患者及其家属由于所处的视角不同，考虑的问题也不同。患者考虑的是，照护计划对自身是否有利及是否会成为家人巨大的负担；家属会考虑自己及作为家属的责任。为达到患者及其家属两无遗憾的目的，在患者照护计划的制订上，要向患者及其家属提供充分的信息和开诚布公的讨论机会，协助患者及其家属了解面对晚期疾病时的其他需要和期待，以便患者及其家属做出最合适的选择，这样既可能实现患者的意愿，又可能满足家属照顾、支持和关爱患者的需求。

（3）安顿家属：家属能够幸福是患者安心离世的一个重要因素，可以通过叙事疗法，鼓励患者向家属表达自己的关心，并与家属一起商讨和计划他们未来的生活安排，如希望孩子未来上的学校、从事的职业等。这些共同商讨和安排，不仅能提升患者的控制感，让患者感到自己仍然能为家庭履行责任及向家属表达关心，避免患者感到孤立或产生被遗忘感；也有利于家属的情绪释放，在患者离世后，对丧亲家属渡过悲伤过程和适应丧亲后的生活有所帮助，因为这能让家属在未来的生活中与逝者继续维持精神上的联系。

（4）对葬礼的安排：葬礼作为一种仪式，可以让家属认清患者离世的事实，表达悲伤。鼓励患者安排后事可以实现患者的意愿、减少家属的压力和冲突。在与患者探讨这类话题时，要事先评估患者是否准备好谈论类似话题。

2. 社会关系层面

（1）维持患者自我价值的认同。生病导致的角色转变给生命终末期患者的内心带来了矛盾与冲突，患者趋向于忍受自我形象低、无用感和无力感的痛苦。应帮助患者认识到自身其他方面的优势，意识到自己一生中的贡献与成就，发掘自身价值，并鼓励家人向患者表达患者对家庭的贡献。

（2）家庭关系的重整与修复。许多生命终末期患者从原有的复杂社会关系中脱离出来，将人际互动的重点回归到融洽的家庭关系，是让患者心理平静的重要因素。受我国传统思想的影响，家人间很难彼此直接表达出内心情感。因此，应通过安宁疗护完成道谢、道爱、道歉、道别，促进患者和家人之间相互表达感恩、宽恕与祝福，家庭关系重整与修复才能使生命终末期患者内心平静，家人无憾。

（3）传承生命智慧。以谦逊的态度邀请生命终末期患者分享自己的技能、生活经验、生死态度及人生信念等，有助于传递经验，提升患者的自尊与掌控感，提升生命尊严。也可以鼓励患者及其家属制作传承文档、影集、短片等作为礼物留给家人。

（4）促进家属尊重患者面对死亡的方式。有些家属不能接受患者的病情而不顾患者已经生命垂危，坚持鼓励患者与疾病抗争，或者采取各种治疗方案，尝试延长患者的生命，给患者带来不必要的痛苦。提醒家属在适当的情况下，遵从患者意愿，不采用过于激进的抢救措施，允许患者安然离世。

3. 个人层面

生命终末期是一个不断丧失的过程，也是一个不断失落直至死亡的过程。因此，生命终末期患者既要忍受疾病引起的不适症状及痛苦，又要面对死亡的恐惧与压力，每个生命终末期患者的心路历程都是独特的。在个人层面上，重点是陪伴患者探索人生意义、完成未了心愿、适应不断的丧失。在陪伴和照顾患者时，需试图理解患者的心理需求，给予同理性回应，协助其达到心灵的宁静。

（1）探索人生意义。生命终末期患者经常会反复问一些问题，这些问题没有标准答案。患者提出这些问题，重点往往不是想得到答案，而是期望得到周围人的理解，并借助这些问题寻找某种意义，或者缓解死亡带来的恐惧、焦虑等。安宁疗护工作人员要把患者当成一个完整的人，疾病只是患者遇到的一个困境，关注、陪伴和聆听患者，让患者感受到有人陪伴和同行。可以与患者一起从患者的视角去探索人生意义，在探索中进行生命的重整。

（2）完成未了心愿。生命终末期患者感知到生命的有限性，很多患者会有遗憾和未了心愿萦绕心头，如重返故居、参加老同学聚会、看到儿女结婚、看到下一代出生、修补破裂的关系等。可以鼓励患者表达自己的未了心愿，在力所能及的范围内，动员亲友积极协助患者达成未了心愿，达到一种生命的圆满，也可以利用社会资源协助患者实现心愿。

（3）适应不断的丧失。随着病情的发展，患者的身体功能日渐衰弱，失去身体功能、失去自理能力、失去对工作生活的控制感，认知功能也随之降低，直到失去生命。这是一个不断丧失的过程，也是一个不断适应丧失的过程。适应丧失的关键是整合丧失的意义和维持自我的完整性。通过面对丧失、认知丧失、承认丧失，最后整合丧失，并在丧失中有所改变，帮助患者探索丧失的意义，重新定义自己与丧失之间的关系，为丧失寻找合理的解释，进而重新定义自己。帮助患者用自己认为有意义的形式为丧失举行仪式，如收纳仪式、告别仪式、把某个代表性的物品埋葬等；鼓励患者向信任的人倾诉丧失，允许自己在丧失中的改变；帮助患者通过目前拥有的资源，做力所能及的事情。

每个人都对死亡充满焦虑，以至于潜意识保护自我而回避死亡的存在。但死亡依然是深刻的、蕴含绝对力量的、赋予生命意义的存在。通过对死亡的"觉醒体验"，从中感受到生命的智慧，使生命存在的意义得以升华。

四、生命终末期患者家属的社会－心理问题

（1）个人的需求被推迟或者放弃。失去亲人是生活中最强烈的应激事件之一，家属此时会因悲伤的情绪压抑个人的需求，由此导致身心损害。

（2）家庭角色的调整与再适应。家庭角色缺失、变更，需再适应新的角色，此时也会承受巨大的压力。

（3）社会互动减少。因为失去个人时间的主动支配权、照顾压力及即将失去亲人的压力，患者家属往往会减少社会互动。

五、生命终末期患者家属的社会－心理照护

在我国，患者家属通常是最先知道病情的人，心理压力最大，不知道是否要告知患者、何时告知、告知程度；不能让患者分担内心的悲伤。家属在长期的照护过程中，人力、财力、精力、物力还有体力消耗巨大，同时内心也矛盾重重，如死亡适时到来，家属有准备，心理应激不大；如果死亡时间一拖再拖，家属悲伤过久，就会出现焦躁、厌烦等情绪，觉得患者有意折磨自己；如果死亡来得太快、太突然，家属没有思想准备，措手不及，对逝者又会感到愧疚，甚至责备医务人员。因此，安宁疗护工作人员要尽力地帮助家属缓解心理压力，疏导家属的悲伤，在适当的时机，鼓励家属、患者讨论死亡问题，在精神上给予安慰和支持，减少对内心和躯体的伤害。

（一）满足家属照顾患者的需要

教会家属为患者做一些力所能及的事，如翻身、喂水、按摩等，既能让患者心理满足，同时也会降低家属在失去亲人之后的悲伤程度。

（二）协助家属积极了解相关知识

恐慌与无助是患者及其家属最常见的心理反应之一。而恐慌与无助的根源是无知，当人们对一个事物不了解时，最容易出现恐慌与无助。当人们对疾病的知识了解得更多时，内心的恐慌与无助就会有所降低。了解疾病最好的办法就是咨询医师、查阅相关资料。

（三）尽早地认清现实

虽然现实很残酷，但逃避无济于事，当家属出现悲观、恐惧及紧张等负面情绪时，要耐心疏导，帮助家属宣泄痛苦，可采取倾诉、做运动、听音乐等方式，帮助家属从痛苦中解脱出来。

（四）满足家属本身的身心需求

患者的临终会让家属抑制自身的身心需求，此时应让家属认识到自身的需求，鼓励家属表达情感，鼓励家属说出内心的感受和遇到的困难。

（贾艳岭　朱晓林）

第二节　精神照护

精神照护是安宁疗护不可或缺的内容之一，安宁疗护工作人员要像重视对患者生理和心理状况的评估一样，随时关注患者的精神需求和精神问题，以便有的放矢地去对其进行精神照护。

一、生命终末期患者常见精神问题

精神问题产生于信念系统与现实的冲突状态，也产生于患者的生命意义、信念或价值系统受到威胁，有深刻的冲突感、不协调感、不一致感。生命终末期患者常见精神问题有个人身份的确认、生命的意义、痛苦和疼痛的意义、价值观系统、负罪感等。笔者从多年来的安宁疗护实践中发现，大多数生命终末期患者常有以下精神问题。

（1）患者始终有"不确定感"，不知道明天会怎么样？死亡会痛苦吗？死后到哪里去？

（2）过去的恩怨情仇浮上心头。

（3）害怕成为家人的负担。

（4）害怕失去自主能力而任人摆布。

（5）害怕孤独。

（6）会有突然之间被淹没、无法承受的感觉。

（7）舍不得和放不下心爱的人，以及害怕度过了荒诞或无意义的一生。

二、精神问题的评估

精神问题可以通过询问一些问题来评估：

（1）你意外生了这个病，内心的感受是什么？

（2）对于目前发生的一切，让你特别痛苦的原因有哪些？

（3）什么让你内心平静？你内心最大的支撑力量有哪些？

三、精神照护的目标

（一）培养整全性

人的发展是生理、心理、社会、精神层面整体性的成长，这几个层面之间彼此连接、相互影响，精神在其中起着主导作用。精神通过整全生命促进个体内在的和谐与平静。培养整全性包括生命统整和人格统整。

个体生命统整是一个纵向的时间过程，是个体在生命的旅途中，不断地编织自己的身份和存在的过程，直到个体死亡。患者通过人生回顾，重新检视及整合过往人生经验，有助于提升个体的自我统一感。人格统整是统整知性层面的人生信念、价值观与感性层面的情绪、欲望与需求，达到知行合一。

（二）促进人际连接

精神照护的一个重要目标就是促进人际连接，与他人建立并维持和谐的人际关系。通过培养爱与被爱的能力促进人际连接，与他人建立并维持和谐的关系。爱的能力是指和他人建立亲密关系的能力，是对对方最深刻的理解和宽容；被爱的能力来自对自我价值的认可。在安宁疗护服务过程中，帮助生命终末期患者认识和接纳他人，将重要的关系重整及修复，是协助患者获得内在平静的重要途径。

（三）增进个人对生命意义的探索

追求生命意义是对生命意义的渴望和锲而不舍的坚持。

（1）获取生命意义的途径。当一个人身处逆境、面临困苦、身患绝症或直面死亡的艰难局面时，"追求生命意义"常常可能成为坚定活下去的思想信念和精神支柱。

（2）诠释苦难的意义。在安宁疗护服务中可以从以下角度诠释苦难的意义：①苦难可以是一种表象，在这个表象下藏着更自由的心灵；②接纳生命的"有限性"及"丧失"的必然性，以面对人生的实况；③重新排列人生重要事物的价值次序，体验意义；④珍惜拥有，把握当下，以感恩的心面对当下。

四、生命终末期患者精神照护的方法

精神照护的重点在于接受和肯定。要给予患者交流的机会和空间，要善于倾听患者的诉说，了解患者寻求帮助的需求。允许患者承认他们不舒服的真实原因，促进心灵愈合。可以通过叙事疗法、尊严疗法、意义疗法、提供生存任务及芳香疗法等对生命终末期患者进行精神照护。

（一）过去、现在、未来相关议题的精神照护

生命是一场心灵成长的旅程，旅程中遭遇的挫折、苦难、痛苦等都可以引发人们对于生命价值和意义的重新思考。对过往经验的反思，将直接影响患者现在的生活态度，以及对未来的看法。生命终末期患者主要面对以下有关过去、现在、未来的精神问题。

（1）对过去生命的重整：包括懊悔、负罪感、受伤、需要化解的怨恨、未完成的心愿、不满于目前取得的成就、值得庆祝的成功事件与快乐的回忆等。生命回顾是一个有目标取向的、对过往经验的结构性回忆。安宁疗护服务中，可以通过生命回顾的方式，系统性地述说及回顾生命中的重要事件，如成功、失败、美好、成就、遗憾等以及人生转折点和人生抉择，重新检视及整合这些人生经验的意义，重整人生秩序，发现和重新诠释"意义"，提升个体的自我统整感。

（2）对现在生命的统整：疾病导致个人完整性改变，包括身体形象、社交功能等，这种改变引起的失落和失去控制感可能引起患者的愤怒、挫败感、脆弱易受伤、无用感等。通过关注患者的心理状态和应对方式，协助患者接受自我形象及角色的改变。通过叙事疗法和提供生存任务协助患者从负向关注转为

正向关注。

（3）对未来生命的统整：疾病可能导致患者对治愈、生命长度有不切实际的想法；对未来的不确定感；对临终、死亡的害怕等。在适当时机，与患者及其家属谈论死亡话题、余生期待和后事安排，通过"道谢、道歉、道爱、道别"协助患者和家人、朋友相处，以达到对未来生命的统整。

（二）意义疗法

生命意义与价值的追求与重整是精神照护的核心工作。意义疗法是指协助患者从生活中领悟自己生命的意义，借以改变其人生观，进而面对现实，积极乐观地活下去，努力追求生命的意义。协助生命终末期患者对生命价值进行理性思考，重新探索自己面对世界的态度，形成新的生命价值观。

如果患者能够拥有新的生命价值观，探寻生命、死亡与濒死的意义，就会知道当下该如何活出意义，就有可能在短暂而有限的时间内，活出新的体验，让自己的生命重新燃起希望，充满生机。

意义疗法不仅需要引导，还需要契机。当患者提到涉及精神的问题，如"真的有灵魂吗""我这么年轻，真的就死了吗"，此时可以进行意义疗法，如询问患者"您是怎么认为的呢"。

（三）生死教育

生死教育可以帮助人们正确地面对自我之死和他人之死，消除人们对死亡的恐惧、焦虑等负面情绪，坦然面对死亡。教育内容包括各种死亡相关问题，如死亡的心理过程、死亡对人们心理的影响。

当患者出现精神问题的时候，最好的办法就是陪伴、倾听，鼓励患者说出恐惧和焦虑，接纳和同理患者的负面情绪，不回避、不敷衍，和他们一起学习面对死亡、接受死亡和准备死亡。

生与死是人类自然生命历程的必然组成部分，死亡是人生的必然结果。通过生死教育，建立有益的死亡态度，正确面对自我之死和他人之死，为处理自我之死、他人之死做好心理准备。

五、生命终末期患者精神照护的技巧和注意事项

（一）良好的身体照护是精神照护的基础

良好的身体照护可以让患者感受到关爱、希望与尊严。以身体照护作为基

础，透过身体层面的照护，可以促进对患者的精神照护。

（二）出于真心和人性化的关爱

1. 人性化的关爱是精神照护的精髓

安宁疗护工作人员与患者的谈话不仅仅是例行公事和收集临床数据，更不是敷衍，而是用尊重、倾听和同理心给予患者人性化的关爱，让患者感受到被尊重、被理解、被接纳和被支持。

2. 观察、倾听与同理心是开展人性化关爱的重要技巧

通过观察和倾听，敏锐察觉引起患者恐惧和焦虑的事物，如疼痛、死亡、棺材、失去自主和孤独；他们也特别担心年幼子女和其他家人日后的生活、家庭和社会角色的丧失，以及失去尊严。通过同理心沟通，让生命终末期患者有机会发泄悲伤或愤怒情绪，并协助患者认识和接纳自己的情绪和感受，接受自己的独特性，让患者感觉到自己被理解、被支持，从而更有力量地去面对困难。

（三）促进家属的陪伴

可建议家属多陪伴患者。在陪伴中，可以一同看家庭相册进行生命回顾，可以根据患者的爱好和兴趣与患者一同完成一个活动，如开展家庭过去所做现在依然可以做的活动；也可以采取音乐疗法、美术疗法、芳香疗法、制作艺术品（一同制作一个手工艺品，一同画画涂鸦）等患者认可的方式陪伴患者。活动过程中，可以通过录音、录像、拍照等方式记录活动留作纪念。也可以通过日记、书信等方式记录感受。在陪伴中，用亲情和天伦之乐去唤起患者对往日幸福时光的回忆，有助于患者整合过去与现在的经验。

（四）接受不可能

在安宁疗护临床工作中，部分患者只希望与安宁疗护工作人员维持专业上的关系，对此，我们不强求进入患者的内心世界。精神照护中有很多无解的问题，安宁疗护工作人员应该提醒自己，在安宁疗护这条路上，我们只是陪伴患者走完最后一段路，而不是替代患者走完最后一段路，接受自己安宁疗护工作人员角色界限，接受患者的每一种状态，接受我们服务的有限性。在接受这些不可能时，需要安宁疗护工作人员个人的心灵成长。

参考文献

［1］〔英〕TWYCROSS R，〔英〕WILCOCK A. 引领姑息关怀［M］. 5 版. 李金祥，主译.
北京：人民卫生出版社，2017.

［2］李嘉诚基金会"人间有情"全国宁养医疗服务计划办公室. 姑息医学［M］. 汕头：汕
头大学出版社，2008.

［3］李金祥. 姑息医学：癌性疼痛与症状处理［M］. 成都：四川科学技术出版社，2009.

（贾艳岭）

第十章　安宁疗护常用的辅助疗法

第一节　芳香疗法

最先提出芳香疗法这个概念的是法国科学家 Rene-Maurice Gattefosse，他将芳香疗法定位为主流医学的补充疗法或者替代疗法，是使用纯精油或者稀释过的精油，通过皮肤、口腔、直肠、阴道、鼻腔、耳道等摄入途径，预防和治疗各种疾病，预防感染，调整身体状况，平衡代谢，减轻疾病引起的各种不适。芳香疗法是一门利用芳香植物产品治疗疾病的艺术科学。

一、芳香疗法常用介质

芳香疗法是将具有芳香气味的芳香植物应用于治疗，全世界已发现芳香植物近 100 个科 200 个属 1500 多种，大多分布在热带、亚热带地区。我国幅员辽阔，地形、气候复杂多样，植物资源较为丰富，芳香植物种类繁多。常见的芳香植物如丁香、藿香、木香、白芷、薄荷、冰片等，可制成适当的剂型作用于全身或局部以防治疾病。在芳香疗法中，常用的介质有精油、纯露、基底油等，其中精油是最常用的介质。

（一）精油

精油是植物各部分（如根、茎、叶、花瓣、种子、果皮，以及树皮、树脂等）的香囊腺中产生的挥发性物质。在正常的自然条件下，精油从植物中缓慢地散发至周围环境，但在蒸馏或被挤压时，香囊腺破裂，释放出精油。影响精油品质的因素有气候、地理位置、海拔、化肥和农药、收获时间（包括以年计算及以日计算的时间）、植物年龄、萃取方式、蒸馏时间等。

（二）纯露

纯露是使用蒸馏法取得植物中所有可溶于水的有效成分，是达到饱和状态的、具有疗效的液体。纯露的提取对植材、水质、萃取环境和时间有严格要求。影响纯露品质的因素有水的品质、有效成分浓度、新鲜度、运输储存、设备和工艺、蒸馏技术等。

（三）基底油

基底油是一种固定油（Fixed Oil），是植物新陈代谢的产物，主要成分是油酸、亚麻酸、饱和脂肪酸、脂肪伴随物等。常用的基础油有甜杏仁油、荷荷芭油、葡萄籽油、酪梨油、小麦胚芽油、橄榄油。

常用基底油的主要成分及作用见表 10-1。

表 10-1　常用基底油的主要成分及作用

种类	主要成分	作用
甜杏仁油	油酸 65%～70%，亚麻酸 20%，饱和脂肪酸 9%，脂肪伴随物 1%～2%	改善敏感性肌肤、干性肌肤，缓解脱屑瘙痒
摩洛哥坚果油	油酸 38%～48%，亚麻酸 30%～40%，饱和脂肪酸 15%～23%	抵御外环境刺激因子，对抗紫外线，防护皮肤
酪梨油	油酸 69%，棕榈油烯酸 6%，饱和脂肪酸 15%，亚麻酸 10%，脂肪伴随物 2.6%～8.0%	帮助细胞重建，促进皮肤结缔组织生成
琉璃苣籽油	油酸 35%，γ－亚麻酸 20%～25%，饱和脂肪酸 15%，脂肪伴随物 1.5%	外用改善皮肤的新陈代谢，内服对神经性皮炎、慢性皮肤病、压力导致的激素失调有一定的调理作用
琼崖海棠油	油酸 30%～35%，亚麻酸 17%～39%，不饱和脂肪酸 30%，脂肪伴随物 14%～20%	舒缓疼痛，治疗皮肤炎症、青春痘、粉刺、伤口，除瘢痕，缓解坐骨神经痛和风湿痛等
荷荷芭油	蜡质成分	只能外用，治疗伤口、护发、防御紫外线
椰子油	饱和中链脂肪酸 65%（月桂酸占 45%），饱和长链脂肪酸 30%	月桂酸可以抑制细菌生长

种类	主要成分	作用
亚麻籽油	α—亚麻酸 58%，油酸 17%，饱和脂肪酸 10%，脂肪伴随物 2%	α—亚麻酸的作用与鱼油接近，帮助特定的神经递质形成，促进血液循环，抑制造成凝血的神经递质，镇痛，抑制炎症，效果类似阿司匹林，降低血栓形成风险；对乳腺癌的治疗可起到一定的辅助作用
月见草油	亚麻酸 67%，油酸 11%，饱和脂肪酸 8%，脂肪伴随物 1.5%~2.5%	在大脑神经元的刺激反应和脑部发育方面有较大的正向作用，外用于敏感肤质
沙棘油	棕榈酸 30%~38%，棕榈油烯酸 34%，油酸 25%，亚麻酸 3%	滋润皮肤，含有丰富的胡萝卜素
葡萄籽油	亚麻酸 70%，油酸 15%~20%，饱和脂肪酸 7%~10%，脂肪伴随物 0.5%~2.0%	有大量的原花青素（全效对抗自由基的多酚），抗氧化

二、芳香疗法的常用摄入途径

（一）芳香吸入（嗅吸）

芳香吸入疗法是以大脑和肺部为主要靶器官，通过吸入挥发性芳香物质防治和缓解疾病的方法。近年来，日本和欧美各国掀起了芳香吸入疗法治病及防病的热潮。我国传统中医药芳香吸入疗法历史悠远，如佩戴香囊、燃香、浴香等。基于当今医学治疗回归自然的思潮、嗅觉通路给药剂型的创新、传统中医芳香药物的开发利用等背景，芳香吸入疗法的研究应用日益深入。大量研究表明，芳香吸入疗法可以改善焦虑情绪、抗抑郁、镇静催眠、改善认知功能、改善高血压等。

（二）芳香按摩

按摩是一种古老的手技疗法，亦称推拿、按跷等。芳香按摩疗法是在人体体表及经络或穴位上运用各种手法，辅以芳香物质进行按摩治疗，达到强身健体和治疗疾病的目的。能否达到这一目的，关键在于能否掌握和运用好各种芳香物质及按摩手法。因为芳香按摩疗法的治疗效果直接与芳香物质的配制、皮肤的透皮吸收、按摩手法的技巧和按摩手法的选择有关。

通过精油按摩可以实现的功效：平衡阴阳，调整脏腑气血功能；疏通经络，活血化瘀；促进血液循环和淋巴循环；促进皮脂腺和汗腺的分泌。在安宁疗护领域，芳香按摩最常应用于淋巴水肿的疗护，通过各种利尿和皮肤修复芳香物质及按摩手法的刺激，使血液循环加速，周围血管适度扩张，有利于各组织的营养输送和新陈代谢产物的排出，也使皮肤各层组织获得充足的体液和营养，使皮肤松软、毛孔张开。芳香按摩疗法对淋巴系统同样可起到促进循环作用，可有效地减轻组织水肿和皮肤松弛，也使淋巴中的抗体和淋巴细胞可更好地发挥免疫及吞噬作用。同时，芳香按摩疗法可加快肌肉的血液循环，增加肌肉的营养供应，增强肌肉的柔韧性，或解除肌肉的疲劳痉挛，促使萎缩肌肉逐渐康复。按摩方式无服药之不便、针刺之苦，易为患者接受。

（三）口服芳香物质

稀释后的精油、纯露可口服，有研究表明服用纯露可缓解化疗后的呃逆与恶心感，还可调节消化系统的功能。但为了安全起见，精油和纯露一般选择外用途径，不建议口服，如果一定要口服，一定要在有芳香疗法师执照者的处方下使用。使用冷压植物油漱口，以增强口腔黏膜的保护，避免干燥与破损，口服冷压植物油也可以补充不饱和脂肪酸，以增进细胞修复。

三、芳香疗法在安宁疗护中的应用

芳香疗法在安宁疗护领域应用广泛，可以用于身体、心理、精神、社会各个层面的照护，照护对象也非常广泛，如患者照护、家属照护、工作人员自我照顾等。本节主要介绍芳香疗法在疼痛、便秘、焦虑、祛除异味、工作人员自我照顾方面的应用。

（一）疼痛

疼痛是一种感觉，影响人的正常生活，也是生命终末期患者最主要的症状之一。疼痛也是身体预警的信号，涉及神经、大脑皮质、内分泌、免疫等。处理疼痛问题不能只关注表面症状，应以找到疼痛的原因为主。精油作为一种无不良反应的镇痛方式，有很好的抗痉挛和舒缓功能。它可以舒缓肌肉和神经所致疼痛，甚至部分精油还有麻醉作用。薄荷精油不仅有强大的消炎功能，镇痛效果也非常明显，尤其是在缓解头痛、背部疼痛和关节痛方面；牙科常用麻醉剂丁香油水门汀，就含有从丁香中提取的有效成分丁香酚，作为酚类精油，丁香精油就是典型的有镇痛、麻醉、消炎作用的精油；妇女痛经应用玫瑰精油和贞洁树精油的复方油来按摩腹部,可以很好地通过活血化瘀来改善疼痛。此外,冬青白珠树精油含有天然水杨酸,对风湿性关节炎疼痛和肌肉酸痛有良好效果。在肠胃道疼痛方面,姜精油、黑胡椒精油和芫荽籽精油能够很好地缓解消化道痉挛。

在安宁疗护中,针对患者的疼痛,除了医师常用的镇痛剂和镇痛泵外,芳香疗法也可以发挥不小的作用,比如使用薰衣草、苦橙花、薄荷等精油,不仅能够有效地舒缓患者紧张的神经,令其放松下来,也能有效地舒缓患者的肌肉。除此之外,有些精油还能从抗菌、消炎、抗痉挛的角度来帮助患者,从而有效地改善疼痛。

(二)便秘

长期卧床的患者由于缺乏必要的运动,肠功能蠕动变弱,很容易发生便秘。可以借助精油刺激肠道神经,促进肠蠕动。中医方药里有把茴香籽炒热,用布包裹起来,热敷下腹部促进胀气或便秘缓解的偏方,使用甜茴香精油按摩腹部也是同样的道理。除了甜茴香精油外,马郁兰精油、黑胡椒精油、迷迭香精油等都有类似功能。我们通常混合几种精油作为复方油,涂抹在患者腹部,然后顺时针做按摩,一方面促进精油吸收,另一方面帮助促进肠道蠕动排气,帮助排便。

(三)焦虑

焦虑是生命终末期患者及其家属最常见的心理问题。在对抗焦虑情绪方面,芳香疗法作为一种可以帮助平衡情绪波动和控制消沉的自然方式,很安全,很少出现不良反应。

芳香疗法中的精油和纯露都可以用于焦虑的护理。来自植物的香气令人心旷神怡,能很好地平衡患者、家属和医务人员的情绪。香甜的甜橙精油、淡淡的薰衣草精油气味能够让人内心平静愉悦,增进患者、家属和医务人员之间的和谐沟通。

一些令人愉悦的精油分子通过嗅吸方式进入大脑,刺激海马旁回能唤起人们曾经的记忆。味道和记忆及情绪有极大的联系,有实验数据表面,通过这种方式反复刺激海马旁回,可以抑制其萎缩。同时,嗅吸精油可以改善免疫功能。比如当吸闻玫瑰精油的时候,里面的沉香醇类物质可以平缓压力,激励性的精油和放松性的精油对于免疫系统和中枢神经系统也会带来不同的作用,从更长远的作用方式上来提升人体抗菌能力。芳香按摩疗法可以促进大脑释放神经传导物质，如血清素和多巴胺，这些都是让人感觉开心快乐的激素。除了芳香按摩以外，嗅吸熏香也是平衡情绪的方式。淡淡的花草香味配着舒缓的轻音乐，可以极大限度地舒缓患者的情绪。对于生命终末期患者，已确定生命即将走向终点，除了身体疼痛和其他并发症的痛苦，患者的情绪也是安宁疗护工作人员需要特别关注的方面。绝大多数时候，患者会有愤怒、悲哀、不甘心、遗憾和恐惧等情绪问题出现，导致他们出现严重的睡眠问题，而睡眠问题又会进一步加重他们这些负面情绪。通常会有心理咨询师介入去和患者沟通，帮助他们厘清这些症结，但并不是所有的时候都能得到患者回应。芳香疗法的香气能够唤醒患者的海马旁回，能够触动患者深处的记忆，帮他们在脑海里重现生命中的美好，从而弥补患者的遗憾。温柔的抚触和香气的加持能够打开患者的心门，有助于医患之间进一步的沟通。植物香气的能量也在此体现！

当患者的情绪得到慰藉的时候，通常也可以一定程度地缓解睡眠障碍。有许多个案总结显示，大多数睡眠障碍的患者在接受芳香疗法后能够在 15 分钟内入睡，而且当晚睡眠质量很好。

（四）祛除异味

恶性伤口、造口在安宁疗护病房常见，特别是蕈状瘤伤口有非常难闻的恶臭气味，给照顾者造成困扰，患者常有嫌弃自己、抱怨、自卑的心理。精油能够很好地帮助患者。精油不仅有非常强效的消炎杀菌作用，还有很好闻的香气，让患者即使是遭遇巨大的创口折磨时，也能够最大限度地保持尊严。对于一些宫颈癌患者，会阴部有很多恶臭分泌物时，可使用尤加利精油、薰衣草精油和茶树精油，其在抗菌和除臭方面都有很好的效果。

（五）工作人员自我照顾

安宁疗护工作人员普遍存在面对死亡的职业性悲伤和职业倦怠情况。国内的研究发现，从事安宁疗护的护士职业倦怠情况十分普遍。与国外比较，国内安宁疗护工作人员的职业成就感低、职业倦怠、同理心疲劳现象普遍存在，为减少人才流失和保障服务质量，安宁疗护工作人员的自我照顾尤为重要。芳香疗法可以用于安宁疗护工作人员的自我照顾，为疲劳的同事做一次芳香抚触、组织芳香手工作坊活动等，均可以有效地舒缓压力。

四、应用芳香疗法的注意事项

精油物质以气体状态进入人体较多，相较于药物而言，精油很少有不良反应。但使用精油时有可能发生的问题包括：使用过量；没有受过训练的人使用口服精油可能发生潜在的毒性危险；在一个不通风的房间内，或室内温度非常高，精油气味不断扩散直到空气饱和，也会产生毒性反应等。因此在应用芳香疗法时一定先要掌握其注意事项。

（一）纯精油使用前要稀释

精油是从植物中提炼的精华，因此所含成分的浓度很高，如果应用纯精油会导致严重皮肤灼伤或者引起过敏。所以要使用基础油来稀释精油，最简单的应用精油的方法就是薰香，或薰衣草精油、茶树精油可以直接少量点涂于皮肤，但仅限于部分人群，且一定要避开眼睛部位。

（二）使用精油前做过敏测试

因精油浓度极高，除了本身对精油有过敏反应的人，一般人也可能会有皮肤过敏或刺激反应，因此，在使用前一定不能忽略过敏测试的步骤。简易的测试方法：在 10mL 的基础油中加入一滴精油进行稀释，抹在手肘弯曲处、手腕内侧或胸口肌肤，并使精油在皮肤上停留 24 小时，若无红肿、刺激反应就表示可接受此精油。每次最多只能测试 6 种精油，必须记录好什么精油涂在什么部位，这样才能确定哪一种精油适合该个体。若有皮肤不适或起红斑现象，立即用冷水冲洗干净。以后则加倍稀释使用或完全避免使用该精油。

（三）使用频率、量、浓度适宜

人们普遍存在一个误区，认为精油浓度越高效果越好，实际上这会适得其反。精油是精纯的天然物质，由于浓度很高，即便是经过稀释也并不是使用越频繁越好，适量使用会让精油发挥更好的功效，而过多使用则会令身体感到不适。最恰当的使用方式是让精油在体内发挥效用和代谢达到相对平衡，而绝非精油越浓、使用得越多，效果越好（表 10-2）。

表 10-2 精油建议浓度

使用对象		建议浓度
儿童	0~3 个月	0.1%
	4~12 个月	0.3%
	1~3 岁	1.0%
	4~12 岁	2.0%
	13~16 岁	同成年人使用浓度
成年人	脸部保养	0.5%~2.5%
	身体保养	1.0%~5.0%
	局部和急诊	5%~10%
孕妇		为成年人的 1/2 浓度
宠物		1.0%

（四）避免精油的光毒性

光毒性是因精油的成分、皮肤及紫外线三元素交互作用产生。造成光毒性最常见的成分是呋喃香豆素。柑橘类精油中都含有呋喃香豆素成分，这类精油在与人体皮肤接触时会形成光毒性。根据国外芳香疗法研究资料，佛手柑精油所引起的黑斑在皮肤上可持续存在数年，不易痊愈。因此这类精油最好稀释到 1%~2% 的浓度，并且只在夜晚使用。

（五）警惕肝毒性

肝负责化学物质的代谢，某些精油会导致肝过度负担，破坏人体解毒机制。不过，只有在长期（1 年以上）、大量（每次 10mL 纯精油）使用时才会产生肝毒性，一般按摩或嗅吸并不会产生肝毒性。醚（茴香、洋茴香中的反式洋茴香脑）、芳香醛（肉桂）、甲基醚蒌叶酚（龙艾、热带罗勒）、丁香酚（丁香、多香果）、胡薄荷酮（胡薄荷）、黄樟素（黄樟）等，会抑制肝谷胱甘肽的解毒作用，特别需要注意肉桂皮中含肉桂醛，丁香、多香果含丁香酚，会降低谷胱甘肽生成，对肝的代谢有一定的影响，因此，肝功能不全患者慎用此类精油。

（六）警惕神经毒性

精油具有脂溶性，分子小，穿透力强，能透过血脑屏障，可大幅增强精油对于神经系统的益处，同时，也可增强某些精油对于神经系统的毒性。神经毒性最常见表现为意识改变、痉挛，严重者可见谵妄、癫痫表现。特别需要注意的是单萜酮类含量较高的精油，如胡薄荷、绿薄荷、肉豆蔻、鼠尾草、牛膝草、艾草等。不论是嗅吸，还是涂抹、口服，其持续时间都要短，浓度宜低。婴幼儿、孕妇、神经系统疾病（如癫痫）患者应避免使用。

（七）特殊人群慎用的精油

1. 高血压患者慎用的精油

迷迭香、穗状薰衣草、牛膝草、杜松、百里香和丁香精油。

2. 癫痫患者慎用的精油

牛膝草、茴香、辣薄荷、迷迭香。

3. 癌症患者慎用的精油

有些恶性肿瘤的生长依赖于雌激素，最好避免使用具有类雌激素特性的精油，如玫瑰精油。

4. 妊娠期女性慎用的精油

罗勒属精油、鼠尾草精油、刺柏浆果精油、迷迭香精油、马郁兰精油、茴香精油、丁香芽精油、柏树精油、洋甘菊精油、柠檬草精油、薄荷精油、雪松精油、桉树精油等，南欧丹参（英国鼠尾草）及艾草类精油中的侧柏酮对孕妇的伤害较大，杂薰衣草、欧薄荷、牛膝草精油中的酮也能导致妊娠期女性早产，因此妊娠期女性禁忌使用。

参考文献

[1]〔英〕JOANNA H J. 英国 IFA 芳香疗法圣经［M］. 郑百雅，译. 新北：大树林出版社，2016.

[2] 卓芷聿. 成功调制芳香治疗处方［M］. 新北：大树林出版社，2017.

[3] WILCOCK A, MANDERSON C, WELLER R, et al. Does aromatherapy massage benefit patients with cancer attending a specialist palliative care day centre? ［J］. Journal of Palliative Medicine，2004，18（4）：287-290.

[4] DOWNER S M, CODY M M, MCCLUSKEY P, et al. Pursuit and practice of complementary therapies by cancer patients receiving conventional treatment ［J］. British Medical Journal，1994，309（6947）：86-89.

[5] DYER J, THOMAS K, SANDSUND C, et al. Is reflexology as effective as

aromatherapy massage for symptom relief in an adult outpatient oncology population?
[J]. Complementary Therapies in Clinical Practice, 2013, 19 (3): 139-146.

[6] SERFATY M, WILKINSON S, FREEMAN C, et al. The ToT study: helping with
touch or talk (ToT): a pilot randomised controlled trial to examine the clinical
effectiveness of aromatherapy massage versus cognitive behaviour therapy for emotional
distress in patients in cancer/palliative care [J]. Psycho-Oncology, 2012, 21 (5):
563-569.

（彭　伟）

第二节　尊严疗法

尊严疗法（Dignity Therapy）是一种针对临终患者的个人化、简短的新型心理干预方法，是一种以实证为基础的新颖的、可行的、有效的安宁疗护干预手段，目标是减轻患者的悲伤情绪，提高其人生目的、意义和价值感。尊严疗法是由治疗师通过一个精心构建的问题框架指导参与者分享他们的想法、回忆、建议、希望和梦想。这些谈话被录音、转录、编辑，形成传承文档，并交还给参与者，以便他与所爱的人分享。

尊严疗法可增强生命终末期患者的体验，可以改善精神健康，并且在一定情况下提高生活质量。尊严疗法能增强生命终末期患者的尊严感，可以帮助患者应对失望，面对离开家属的现实，处理悲伤、失落、孤独以及受损的自我认同感和个人价值。它还可以帮助患者考虑人际关系、精神和信仰方面的个人重要事宜。对于家属来说，尊严疗法可缓解悲伤，并在他们失去亲人时提供安慰。

一、尊严疗法的实施步骤

（1）决定可能受益于尊严疗法的患者。

（2）向患者及其家属正式介绍尊严疗法。

（3）回答患者提出的关于尊严疗法的任何问题。

（4）在患者的所有问题得到答复后，向他提供一份尊严疗法问题提纲。

（5）患者同意后收集基本的人口统计学信息。

（6）预约时间进行尊严疗法访谈。

二、尊严疗法的适用对象与参与者选择

研发尊严疗法的初衷是促进传承，以及为生命终末期患者提供一个重要的、实质性的生存任务，适用于那些在心理或者生存方面存在不适的生命终末期患者，旨在为参与者注入人生意义和使命感。

尊严疗法是否适用并不取决于患者是否已承认或希望讨论即将到来的死亡，任何患有威胁生命的疾病或者生存期有限的患者都可以接受尊严疗法，但患者对疾病预后的认知程度和看法会影响尊严疗法的效果，影响尊严疗法执行的难度。

患者对尊严疗法的兴趣和参与动机是决定其是否适合这种疗法的关键，应让患者充分了解尊严疗法，包括尊严疗法中会被问及的问题，以帮助患者确定尊严疗法对他们个人而言是否有意义和值得。在实施尊严疗法时，参与尊严疗法的患者、治疗师和转录员必须说同一种语言。

尊严疗法作为一种生存任务，需要耗费患者的时间和精力。任何一位病情过于严重、预计生存期不超过两周的患者，在正常情形下，不应实施尊严疗法。尊严疗法是一种反思性治疗干预，认知受损的患者其反思性回应的能力受损，不适合接受尊严疗法。

三、尊严疗法问题提纲

尊严疗法问题提纲是由基于生命终末期患者尊严模型衍生出来的问题组成的，这些问题被定位为与患者的人格、本质或自我核心价值最相关的问题，是为了引出患者人格的特点，提供一个自我肯定的机会，帮助患者重新寻回自我，保持自己的人生意义与价值。以下提供一个供参考的尊严疗法问题提纲。

• 告诉我一些您的人生经历，尤其是您印象最深或您认为最重要的部分，您觉得自己什么时候最有活力？

• 您人生中承担的最重要的角色是什么？为什么这些角色是最重要的？在这些角色中，您实现了什么？

• 您最重要的成就是什么？您觉得最骄傲的、最引以为豪的是什么？

• 有什么特别的事情，您觉得需要对您所爱的人述说？或是有什么事情，您想借此时机再说一遍？

• 您对所爱的人的希望是什么？

• 您有哪些人生经验想传达给别人吗？您有什么建议和忠告想告诉您的子女、配偶、父母或其他您关心的人吗？

· 您对家人有什么重要的话或者教导需要传达的吗？

· 在创建这个永久性记录文档时，还有什么其他的您想记录在这份文档里的吗？

四、尊严疗法中治疗师的角色

治疗师在治疗过程中既要引导治疗过程，又要将尊严渗透到治疗中。也就是说，患者在接受尊严治疗过程中必须能够感觉到被接受、重视和尊重。尊严疗法中治疗师是引导者和辅助者，引导患者发现人生意义。

1. 积极地聆听和保持尊重的立场

积极地聆听包括留心自己和患者之间发生的一切：说了什么，如何说的，甚至是那些微妙的非语言提示。要始终保持好奇心，留心患者的回应。要知道何时应该加以引导，何时应该加以回应，可适时用逐字反馈和同义转述的方法表达我们的聆听，澄清我们理解的准确性。

在治疗过程中要始终保持尊重的立场。这种尊重包括对患者思想和情感的尊重，以及对他们话语的尊重。所谓尊重的立场，就是在治疗过程中要让患者感觉到我们在尊重和重视他们的态度。富有同情心的关注让患者感觉到他们是谁、他们说的话是重要的。在治疗师与患者的关系中，这种精神的关怀和支持、接受和公正是尊严疗法成功的基础。

2. 提供必要的引导

尊严疗法是增强意义感的治疗。在尊严治疗过程中，治疗师应与患者高度合作，积极引导患者，以确保患者有参与感并受到鼓励，并积极组织和排序自己的回应。可通过"连点成画"和与患者一起浏览虚拟相册来引导患者关注细节。

所谓"连点成画"，就是治疗师可通过提供开放式问题来为谈话建立初始起点，接着可以通过细节提问，引出"下一个点"，以便患者可以继续他的故事，让患者回想出更丰富的经历画面，让他的故事更加具体、更加详细。

所谓浏览虚拟相册，是一种比喻说法，就是通过想象，让患者感觉他正在浏览他的生活相册，然后详细描述他看到哪些照片。

3. 留意患者不同的故事，用不同的方式处理

患者往往会说三种类型的故事："美好的"故事、"悲伤的"故事，以及"丑陋的"故事。不同的故事有不同的处理方式。

所谓"美好的"故事，基本上是回忆生活、感恩生活的赐福。这些通常包

括表达对亲人的感谢，或者描述一个具体的个人如何丰富他们的生活。他们会对那些自己死后即将留下的亲人表达特定的祝愿和希望。

所谓"悲伤的"故事，是指这些故事可能会使人回忆起个人的悲剧、不公，或者仅是陈述遗憾和以往的失败。根据患者的需求，患者可以选择讲述或不讲述"悲伤的"故事。要理解有些故事说出来可能太痛苦，要允许患者保留那些使得内心极度脆弱的回忆，允许患者保留"悲伤的"故事。治疗师必须尊重患者的健康式防御，即使这样做会无法解决具体的潜在的问题。应跟随患者的情感，以确定尊严疗法的纳入范畴。

所谓"丑陋的"故事，是指这些故事记录在传承文档中时，可能会伤害传承文档的接收人。而传承文档记录的文字产生的是一种永久性的影响，不可能进行事后的调整。因此治疗师应该时刻留心那些可能造成重大伤害的内容，必须有一个确切的判断标准从而设定一个合适的介入阈值。

4. 尊严疗法节奏与患者的需求和能力一致

在尊严治疗的各因素中，决定尊严疗法疗程数量和持续时间的最重要因素是患者的健康状况、经历和认知能力。由于患者处于生命终末期，体力和脑力逐渐衰弱，治疗师会在很大程度上掌控进度，并评估患者的体力和脑力情况。一般一次典型尊严治疗过程在 1 小时内完成。

尊严治疗内容包括两部分：一部分是传记式回味人生故事，另一部分是更具有情感挑战性的对亲友的话语。在完成这两个部分治疗时，需要评估所需时间且使访谈步调一致，以便有足够的时间来询问尊严疗法中具有情感挑战性的问题。由于患者精力有限，要平衡结构化问题和开放式问题，以便在计划的时间内可以结束访谈。

5. 关录音机前，提供总结机会

在关掉录音机前，为患者提供一个总结的机会，如"还有哪些事情您想要记录到将要创造的这个永久文档中"。这样可以引导出新的东西或者让患者强调他已经说过的一些话。

6. 留时间说明事后情况

关闭录音机后，花一些时间来聆听患者的感受，以此感激患者投入相当大的精力来参与整个治疗过程。在离开之前确保向患者说明下一步的情况。提醒患者，录音会被完整地转录为文档，随后他们可以对文档进行编辑。编辑好文档后进行第二次面谈。第二次面谈的目的是与患者核对编辑好的文档，并按照患者指示对文档进行修订。

尊严疗法中治疗师应该具有尊重的态度、评估能力及引导与回应能力。尊重的态度是指在治疗过程中能保持接受和公正的态度，真诚地投入，给予患者支持和关怀。评估能力是指能留意患者的体力和脑力、留意患者的需求及不同的故事。引导与回应能力是指在治疗过程中能澄清故事情节、能够通过"连点成画"、浏览虚拟相册等技术引导患者展开问题，并能很好地处理开放式问题与结构化问题的平衡，既可达到尊严疗法的访谈目的，又可满足患者的倾诉需求。

五、尊严疗法中的传承文档

尊严治疗结束后，访谈录音需要编辑成传承文档。编辑传承文档需要完成四个主要任务：整理记录、澄清记录、纠正时间顺序、找到合适的结尾。访谈录音编辑成传承文档具有重要作用。首先，访谈录音以回忆为顺序，属于口头语言，具有表达不明确，缺乏逻辑或连贯性、完整性等特点，并且包含无用信息及可能给他人带来消极影响的信息，读起来像对话，可读性差。而编辑文档以时间为顺序，属于书面语言，表达连贯、清晰，读起来更像散文，具有可读性。其次，传承文档作为传承文件可以更好地传给患者想要传达的人。

六、尊严疗法的意义与挑战

尊严疗法以实证为基础，提供给患者一个生存任务。尊严疗法以生命终末期患者尊严模型为指引，以传承为框架，满足患者对传承的需求；以维护尊严观点为内容指引，凸显患者对存在意义的看法，保持和提升人生价值和意义；以谈话为干预的基本形式，可提高对患者的关注度；以尊重、谦卑和平等为态度，满足患者被尊重的需求，能够增强患者的尊严感、希望和使命感，缓解焦虑、抑郁等负面情绪，还能够促进家庭成员间的交流。

尊严具有普通的共性，也具有文化敏感性。学者对尊严疗法做了文化上的调适研究，在尊严疗法提纲上增加了新的主题——遗憾与愿望，探讨了提纲中难理解的措辞以及重叠的主题，以更适应我国文化。安宁疗护临床工作中，由于病情告知与病情谈论的挑战性，以及对存在和传承的需求差异性，尊严疗法的实践人群相对较少。尽管如此，尊严疗法仍不失为安宁疗护的一个重要的照护工具和心理干预方法。

参考文献

[1] 王龙. 癌症患者尊严受损特征调查、影响因素分析及尊严疗法文化调适研究 [D]. 石家庄：河北医科大学，2019.

[2] CHOCHINOV H M. 尊严疗法 [M]. 刘巍，郭巧红，译. 天津：天津科技翻译出版有限公司，2018.

（贾艳聆）

第三节 园艺疗法

美国园艺疗法协会（American Horticultural Therapy Association，AHTA）提出，园艺疗法（Horticultural Therapy，HT）是指专业的园艺治疗师使用植物作为媒介达到特定临床治疗目标的方法。李树华教授于 2000 年提出园艺疗法的概念，后又进行修订，认为园艺疗法是指身心健康需要改善的人群在园艺治疗师的指导下，通过以植物为主体的自然要素进行相关活动，在生理、心理、精神、社会等方面达到维持健康状态的一种辅助疗法。园艺疗法对于疾病预防、康复治疗，特别是对慢性病、老年性疾病具有现代医学不易达到的功效。

一、园艺疗法的要素、类型、目的

1. 要素

Mattson 于 1982 年提出，在园艺疗法的治疗活动中包含服务对象、园艺治疗师以及与植物间的各种互动三种要素，其中训练有素的园艺治疗师是主要元素。而 Dorn 和 Rolf 两位学者于 1995 年提出的园艺疗法的三要素为服务对象、治疗目的与处理活动。但从园艺疗法的定义不难看出，园艺疗法包括四个要素，即服务对象、治疗目的、园艺治疗师和植物，而服务对象是中心要素，是园艺疗法治疗过程中的焦点。

2. 类型

由于园艺疗法具有较强针对性，通常需要我们根据服务对象的不同而制订相应的园艺疗法计划，具体来讲，园艺疗法计划可分为三种类型：就业型、治疗型与社交型。其中，就业型计划力求影响服务对象的就业成效，园艺治疗师通常会重点在认知、社会-心理，以及身体的各功能板块做训练或康复治疗，采取任务为导向的作业方式，不断建立与强化服务对象的就业能力，以期帮助服务对象成功回归社会。治疗型计划也大多以任务为导向，针对服务对象的精神或身体的疾病，力求最大限度地提高服务对象的健康状态。治疗型计划大多在医院进行，并与医疗行为相配合，本节也将重点介绍治疗型计划。社交型计划是为改善服务对象的一般健康或生活质量，此类计划大多应用于城市康复景观中。

3. 目的

实际上，虽然园艺疗法关注的是个体及其全人的需要和目标，而不是特定的疾病、诊断或失能，但园艺疗法计划的导向性非常明确。受园艺疗法影响的发展领域包含身体、认知、感官刺激、情绪、社交及社区融入等方面。依据计划类型与服务对象的不同，其侧重的目的也会不同，如安宁疗护是为了让生命最后的旅程更有质量，则运用在安宁疗护病房中的园艺疗法的目的应更多地偏向认知与情绪方面，让服务对象感受到大自然中的生命由盛而衰、循环往复的起落；感受到死亡不是失败，而是生命的自然组成部分；感受到如果不对死亡讳莫如深，死去的自然也会有它独特的美。

二、园艺疗法计划的设计与技巧

前文提到，园艺疗法计划的导向性非常明确，因此计划的设计需要围绕治疗目的展开。植物提供各种机会让人们从新的角度来看自己、看世界，园艺治疗师则利用植物设计与之相关的活动，从而实现设想的治疗目的。因此，园艺疗法计划中任务的选择应与治疗目的紧密结合。下面以治疗目的为线索，探讨园艺疗法计划中任务的选择。

（一）身体

由园艺疗法获得身体效益是容易实现的，如呼吸新鲜空气、改善或维持精细/粗大动作技能、锻炼站立/平衡能力及活动耐力等。此时，可以设置的任务有花园中散步、花园中静坐、给植物浇水……需要注意，在设置任务时，应详细评估服务对象心理状态，尽量避免出现尖锐物品，如剪刀、铁锹等。

（二）认知

由于认知功能涉及感知、识别、记忆、概念形成、思维、推理及表象过程，因此针对认知方面的目的，可以相应地设置辨别植物（名字、地理来源等）、制作种植进度卡片，完成写有自己名字、时间、植物名等的任务卡……

（三）感官刺激

园艺疗法是提供感官刺激的良好途径，如可通过使用有香味的植物、流水声音、色彩鲜艳的植物、有特别质感的植物以及可食用的植物组合达到感官刺激的目的。此类任务甚至可以融合感官刺激目的、认知目的及情绪目的。例如，我们可以设置分享植物出现香气或味道的时间、分享自己对某些植物味道的反应（喜欢或不喜欢）、制作精油或种植可食用植物并包装成礼物、回忆与某植物相关的美好事件等任务。

（四）情绪

园艺疗法有助于建立服务对象的自尊感，在计划设置的任务中，服务对象需照顾植物，也需照顾他人，可让服务对象充分表达创意，建立自尊。照顾植物可以给人以使命感、新奇感以及生活目标。当人与自然和谐相处，建立精神连结时，可见证生命周期，获得安定的力量。因此，园艺治疗师可设置除草、整理落叶并制作手工作品、换盆并混合泥土、清洗花盆、制作插画作品、育苗、移栽、收获果实等任务。

（五）社交

园艺疗法可提供多方面的社交效益，最简单易实现的是参加同一任务的个体之间会产生自然的互动与交流。在把握各种微妙心理的同时，园艺治疗师根据需要可以设置一些特定的任务，如家属探视、小组沙盘活动、与其他人合作完成任务、互赠礼物、开展分享交流活动等。

（六）社区融入

不管是室内还是室外的园艺活动，都可算作休闲活动，休闲活动就免不了社交，而社交就会形成或大或小的社区环境。集体活动可能产生相应的领导者、执行者等，为此，园艺治疗师可设置园艺集市、设计并开展花艺课程、开展蔬菜料理课程、制作植物标本作品展等任务。

（七）注意事项

1. 注意季节性及时间规划

季节性决定园艺治疗师的园区规划与植物选择。从尊重自然的角度出发，应设计尊重自然循环的活动，因此，园艺治疗师应安排好园艺疗法计划中活动的顺序、大致的活动日志以及植物栽种时间表、户外活动时间表等。例如，园艺治疗师可提前规划母亲节的花卉作品，并提前培育；根据季节，规划移栽植物的计划；根据植物生长特性及周期安排适宜的任务等。将植物完整的生命史与园区设计相融合,有助于让服务对象更直观感受并接受自然的生命循环。根据季节来规划园区建设,可以让园区呈现不同的季节性,给服务对象制造时间与地点的定向感,其变化也会不断吸引服务对象,并使其与外面的世界接轨。

2. 关注项目的连续性

一个项目要有连续性才会建立其特有的发展模式,项目的连续性可以使计划拥有明确的层次与次序,而不是一堆随机事件的简单组合,而连续性又与季节性规划息息相关,园艺治疗师至少应做到以下几点才能维持项目的连续性。

(1)定期安排活动,至少每周一次。

(2)采取有连贯逻辑性的园艺活动。

(3)根据季节对计划进行适当调整。

(4)制订相对固定的作业计划原则。

(5)专人维护园区及设备设施。

三、园艺疗法在安宁疗护中的应用

(一)安宁疗护中园艺疗法的步骤

针对安宁疗护对象,园艺治疗师应将一系列园艺治疗活动的各部分加以整合,将其制作成一整套行之有效,且针对性强的方案要素。其大致步骤:①明确安宁疗护对象的状况与特性;②明确治疗目标与目的;③确定园艺疗法计划的类型;④确定实施空间;⑤制定合乎季节的主题;⑥保证任务的安全性;⑦确保每次活动有相应文书记载及活动回顾等。

(二)量表评估

针对安宁疗护对象,园艺疗法通常侧重情绪与认知方面的目的,因此常可配合使用相关量表对患者进行评估,常用可供选择的量表有抑郁自评量表(侧重症状持续时间)、汉密尔顿抑郁量表(侧重严重程度)、日常生活能力量表以及安宁疗护质量量表汉化版等。当然,根据治疗目的不同,量表的选择也会随之进行调整,一切以治疗目的为导向。

(三)帮助患者平静

园艺疗法是以治疗目的为导向的治疗活动,在制订园艺疗法计划时需要明确针对服务对象的立即效益与长期效益,而安宁疗护对象具有其特殊性,长期效益即为平静面对死亡，在死亡来临之际，可宁静告别，表 10－3 提供了参考。

表 10－3 安宁疗护中园艺疗法计划示例

立即效益	长期效益	园艺治疗活动	评估方法
服务对象在园艺治疗活动结束时，可主观表述心情放松	服务对象可与家人平静沟通，并与至爱宁静告别	使用当季鲜花进行插画，并置于床头或送给家人朋友	园艺治疗活动结束后30 分钟内，重新采用抑郁相关量表进行评估
服务对象在进行园艺治疗活动中愿意主动与人交谈并分享感受，且时长超过 10 分钟	服务对象可与他人交流人生感想，平静接受人生的不完美及不如意	小组制作沙盘，并分享沙盘设计思路与意义	服务对象是否在言语上平静接受生命的不完美
服务对象在 3～4 节园艺治疗活动后可谈及大自然中生命的循环	服务对象可制作自然中死亡现象的相关作品，并送给家人朋友	讨论栽培什么植物或制作什么作品留给家人朋友	服务对象是否在行为与言语上已准备好接受死亡，并计划做好告别
服务对象在园艺治疗活动结束后可自诉疼痛减轻，或疼痛量表评估结果降低1～2 级	服务对象的镇痛剂可减量	制作香包、精油或可食用植物组合盆栽，并置于床头	疼痛量表评估结果降低1～2 级

参考文献

［1］章俊华，刘玮. 园艺疗法［J］. 中国园林. 2009，25（7）：19－23.

［2］GONZALEZ M T，KIRKEVOLD M. Benefits of sensory garden and horticultural activities in dementia care：a modified scoping review［J］. Journal of Clinical Nursing，2014，23（19/20）：2698－2715.

［3］李树华，黄秋韵. 基于老人身心健康指标定量测量的园艺活动干预功效研究综述［J］. 西北大学学报（自然科学版），2020，50（6）：851－866.

［4］HALLER RL，CAPRA C L. Horticultural therapy methods：connecting people and plants in health care，human services，and therapeutic programs［M］. Boca Raton，Florida：CRC Press，2006.

（彭碧晨 罗 月）.

第四节　音乐疗法

音乐疗法不是单纯听音乐。作为一种医疗手段，它须与音乐欣赏与娱乐消遣明确区分开来。音乐疗法强调治疗师与患者的治疗互动关系，利用音乐的情绪现象、生理现象、社会现象与行为现象，依照严格的治疗方案与流程进行，并不断调整治疗方案。

美国音乐疗法协会（American Music Therapy Association，AMTA）提出，音乐疗法的目标就是将音乐运用于恢复与改善人的身心健康。我国音乐疗法学者提出了这样的定义：音乐疗法是运用音乐特有的生理和心理效应，通过各种专门设计的音乐行为和音乐体验，达到消除心理障碍、恢复和增进身心健康的目的。

一、音乐疗法的基本原理

音乐与人之间到底存在哪些联系呢？它又通过什么来影响人的身心状态呢？节奏是音乐主要的特征。有节奏的摆动在神经科学中也有重要作用。脑电图与脑磁图所检测到的人类脑电波可以很好地证明这一点。比如，高于 $40\,Hz$ 的高频 γ 波就为我们了解知觉中的基本机制提供了线索。那么音乐具有的复杂频谱和时间声学结构的感觉刺激，是否能够形成固有的节律性频谱，从而成为认知、知觉与运动功能的基础呢？研究表明，节奏听觉的刺激有助于改善运动功能障碍。利用音乐进行听觉感知训练的研究发现，语音感知、短时记忆和音乐能力之间存在联系，特别是对声音、音调、节奏和旋律的感知。另外，节奏还被认为是训练注意力必不可少的因素。在唱歌或吹奏乐器时控制呼吸，可以迅速促进呼吸系统压力－体积关系的暂时变化。总的来说，音乐疗法的目标是引起患者的行为变化，这些变化是由患者大脑变化引起的，我们可以尝试用神经可塑性的三个简单原理进行解释。

1. 奖励

愉快的音乐激活大脑的奖励网络。脑成像研究显示，听到喜欢的音乐，大脑的伏隔核被激活，可触发存在于中脑腹侧被盖区的"快乐物质"多巴胺的释放。

2. 赫布理论

两个神经元想要形成一个新的连接或加强一个现有连接，就必须同时产生动作电位，而节奏可产生生物的周期转换，可导致神经网络行为的同步。

3. 噪声

暴露于噪声会诱发压力，危害认知与记忆，而音乐显然是噪声的对立面。

二、音乐疗法的形式

（一）按音乐疗法的活动内容分类

音乐疗法活动内容十分丰富多样，如音乐聆听、歌曲演唱、舞蹈律动、音乐游戏、乐器演奏、音乐创作、音乐绘画等。治疗师可在系统干预框架下，自主采取不同的活动内容，对服务对象实施个体化的治疗。系统的干预过程包括评估、制订治疗方案、实施治疗计划、记录治疗过程、进行疗效评价等。

（二）按服务对象的数量分类

按照服务对象的数量，可将音乐疗法分为个体音乐治疗与团体音乐治疗。但即使是个体音乐治疗，若考虑治疗师的存在，从严格意义上来讲，音乐疗法的形式从一开始就是以"团体"为前提的。正是由于这种治疗互动关系的存在，治疗师才能更好地引导服务对象与他人建立联系，进行自我表达，从而进行情绪与行为学的干预。相对个体音乐治疗，团体音乐疗法可为治疗对象提供一个没有威胁、愉快自如的社交环境。治疗师可通过乐器合奏、音乐游戏、合唱等团体音乐活动提高服务对象的沟通能力、合作能力与表达能力等。

三、音乐疗法的方法

音乐疗法的方法可大致分为以下四大类。

1. 接受式音乐疗法

服务对象聆听音乐，并以口头或其他方式（如艺术、舞蹈）回应体验。使用的音乐可以是现场演奏，也可以是录音，如服务对象有言语障碍或倾向于通过听觉采取被动治疗方式，接受式音乐疗法可能是最合适的选择。

2. 再创造式音乐疗法

再创造式音乐疗法是一种以音乐为中心的方法，鼓励服务对象表演或跟唱预先选定的歌曲，以达到治疗目标。治疗中可能涉及演唱熟悉的歌曲或新歌，或演奏各种乐器，具体取决于服务对象的个人能力和目标。

3. 即兴演奏式音乐疗法

使用简单的乐器或拍手进行自主音乐创作。这种类型的干预需要治疗师倾听和解释，并最终对服务对象的作品及情绪做出反馈。

4. 创作式音乐疗法

治疗师协助服务对象创作自己的音乐或歌词的过程。完成的作品既可以录制收藏，也可以在合适的情况下表演。

由于大部分医院并未设立音乐治疗师岗位，这里重点针对服务对象为安宁疗护患者，介绍接受式音乐疗法以供参考。

知识链接

著名音乐疗法学家布鲁夏（Bruscia）对接受式音乐疗法的定义是这样的：在接受式的体验中，服务对象在聆听音乐的同时，以语言的方式、非语言的方式或者通过其他媒介对音乐产生反应。音乐可以是录制的、现场演奏的或者即兴演奏的，可以是由治疗师或由服务对象演奏的或创作的，也可以是从市场上购买到的各种风格类型的音乐资料。聆听体验的焦点可以是在生理层面上、情绪层面上、理性层面上、审美层面上或者精神层面上的反应，而服务对象的反应则是根据治疗目标来进行设计的。

四、音乐疗法在安宁疗护中的应用

（一）治疗目标

从临床上来看，针对安宁疗护患者的接受式音乐疗法常见的治疗目标有：

（1）对服务对象进行激发或使其放松。

（2）发展运动能力。

（3）引发情绪状态与体验。

（4）促进记忆、往事回忆等。

（5）引发想象与幻想。

（6）建立服务对象与家人的联结。

（二）治疗方法

安宁疗护中具体可采取的音乐疗法方法包括歌曲讨论、歌曲回忆、音乐肌肉渐进放松训练、指导性音乐想象、半指导性音乐想象、非指导性音乐想象、音乐引导意象、音乐同步脱敏再加工、音乐镇痛、音乐减压放松、音乐催眠等。治疗师可根据实际需要安排不同的音乐疗法，或混合使用两种以上音乐疗法。比如，为了减轻服务对象的焦虑紧张，常选用音乐肌肉渐进放松训练让服务对象放松身体；音乐减压与音乐催眠甚至音乐镇痛大多通过指导性音乐想象进行。下面对这两种常用方法进行介绍。

1. 音乐肌肉渐进放松训练

该项训练分为被动式肌肉渐进放松训练与主动式肌肉渐进放松训练。一般多采用被动式肌肉渐进放松训练。此时，需要调整服务对象至舒适体位，治疗师使用语言进行导入，随后加入舒缓的音乐，使用放松的指导语，最后使用导出语。音乐肌肉渐进放松训练的具体实施可参照以下流程：

（1）导入。用缓慢、轻柔的语言引导患者："闭上眼睛，深呼吸，你的呼吸慢慢变得平稳，呼吸的节奏也慢了，请把注意力集中在你的身体与床接触的部位，想象一下，你把你所有的重量都交给这张床，放松，你的身体变得越来越放松……"

（2）开始放松。集中注意力——"请把注意力放在你的小腿上，小腿放松了……放松了……越来越放松了……"；发热——"有温暖的光照在你的小腹，你的小腹微微发热了……发热了……发热了……慢慢地它照在了你的胸口、你的面部……它们变温暖了……温暖了……你越来越放松……"；发麻的感觉——"请把注意力集中到手指上，它越来越敏感了……像是有人在拿小草轻轻划过你的手指指尖……它微微地发麻了……那种感觉在指尖上变得越来越明显……它放松了……放松了……"；春日的阳光——"想象你在春日的大草坪上躺着，闻着青草的香味……闭上眼睛，温暖的阳光照在脸上，额头微微发热了……渐渐地，你的面部也暖洋洋了……慢慢地，放松了……放松了……"此时给予一定的时间让患者安静休息。

（3）导出。"现在，慢慢感觉一下你的身体，呼吸一下新鲜空气……活动一下你的双脚……活动一下你的双手……慢慢地，清醒了……慢慢睁开你的眼睛……不要着急……感受一下身体的状态……"

2. 指导性音乐想象

指导性音乐想象是指服务对象在治疗师的语言引导下进行音乐想象，可达到减压、催眠的效果。所有想象的方向和内容都是由治疗师进行控制的，指导语与引导语都可根据目的随意发挥，从这个意义上来讲，治疗师更像是服务对象的造梦者。通常，此类音乐疗法的时间设置以30分钟为宜，其中包括15分钟的肌肉渐进放松训练与15分钟指导性音乐想象。此外，在音乐镇痛操作中，建议使用耳机或耳塞，使服务对象产生"及颅感"。

（三）音乐疗法在安宁疗护中的工作框架

由于许多音乐疗法常以非常宽泛且笼统的方式处理治疗目的，因此，在安宁疗护工作流程中，应强调评估的重要性（图10-1），也可参照以下五个基本步骤：

（1）对患者进行诊断评估和临床评估。

（2）制定总体与阶段性的治疗目的。

（3）设计非音乐疗法干预方案（问题-解决方式）。

（4）将第（3）步转化为相对应的音乐疗法干预方案。

（5）对治疗效果进行再评估。

对于音乐疗法来说，以上步骤最重要的是第（4）步，在第（4）步中，可凸显并明确其独特的专业角色。在日常工作中，可参考相关方法，并联系服务对象实际情况，在基本步骤的基础上加入适当的步骤，使整个计划更加严密。

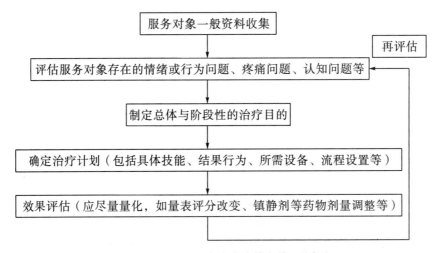

图10-1　音乐疗法在安宁疗护中的工作框架

参考文献

［1］廖娟，叶晓婉，曹栋，等. 中国传统音乐疗法对肿瘤相关抑郁状态的影响——系统评价和荟萃分析［J］. 世界科学技术-中医药现代化，2023，25（1）：331-340.

［2］GUTGSELL K J, SCHLUCHTER M, MARGEVICIUS S, et al. Music therapy reduces pain in palliative care patients: a randomized controlled trial［J］. Journal of Pain and Symptom Management，2013，45（5）：822-831.

［3］莫云杰，石广念，周芳珍，等. 正念减压联合艾司西酞普兰治疗对焦虑症患者睡眠质量的影响［J］. 右江医学，2020，48（12）：935－939.

［4］LOW M Y，LACSON C，ZHANG F，et al. Vocal music therapy for chronic pain：a mixed methods feasibility study ［J］. Journal of Alternative and Complementary Medicine，2020，26（2）：113－122.

（彭碧晨　罗　月）

第十一章　悲伤与悲伤辅导

第一节　悲伤的概述

悲伤是个体最早出现的情绪之一，也是人类很早就开始认识的一种情绪，是人在面对失落或丧失时所产生的心理状态和情感反应。

一、悲伤的产生

悲伤可由分离、失落和丧失等外部事件或情境引发，然而由于不同个体的评价标准、人格特质等因素的影响，同样的事件或情境能否引发悲伤或所引发的悲伤强度和持续时间会因个体差异而有所不同。

（一）诱发事件

悲伤最初由原型事件引发，在不断知觉的事件中，当原型事件满足了丧失的条件，则会引发悲伤的情绪。丧失有两层含义：一个是死亡，另一个是离开。

（二）主观体验

悲伤的体验包含沮丧、失望、气馁、意志消沉、孤独和孤立等。悲伤的强度和持续时间也不同。悲伤体验可能是轻微的，仅持续数秒，也可能是强烈的，持续数分钟、数小时乃至一生。

二、预感性悲伤

预感性悲伤指的是个体对已察觉到的有可能发生的丧失的理智和情感的反应和行为，并借此完成丧失所引起的自我概念变化的过程。生命终末期患者在死亡前大都会经历预感性悲伤，而这种悲伤的症状与患者死亡后家属所经历的悲伤反应一样，包括情绪、社交、精神、生理、认知行为改变等方面。

（一）诊断依据

（1）有潜在的失去重要人或物的可能性。

（2）语言表达了对可能的丧失的悲痛和沮丧心情。

（3）拒绝承认有丧失的可能。

（4）内疚。

（5）愤怒。

（6）悲伤。

（7）窒息感。

（8）饮食习惯改变。

（9）睡眠形态改变。

（10）活动量和范围改变。

（11）性欲改变。

（12）沟通交流形态改变。

（二）相关因素

实际的或潜在的失去重要的人或物的可能，包括失去生命、健康、社会地位或有价值的事物等。

三、悲伤的评估工具

目前测量悲伤反应的工具有 10 余种，其中应用较广泛的包括悲伤体验问卷（Grief Experience Questionnaire，GEQ）、复杂悲伤问卷（Inventory of Complicated Grief，ICG）、癌症患者预感性悲伤（Preparatory Grief in Advanced Cancer Patients，PGAC）、核心丧亲条目（Core Bereavement Items，CBI）、预感性悲伤量表（The Anticipatory Grief Scale，AGS）等。

（一）GEQ

GEQ 是 Barrett 和 Scott 于 1989 年编制的一个测量各种悲伤成分的自评问卷，共 11 个维度，包括躯体反应、一般悲伤反应、寻求解释、缺少社会支持、耻辱感、内疚感、死亡责任感、羞耻感、被抛弃感、自我毁灭行为和对特殊死亡形式的反应，每个维度有 5 道题目。评分采用 5 级评分制，分值越高，代表悲伤水平或维度水平越高。该量表较多用于评估自杀者亲友的悲伤水平。

（二）ICG

ICG 于 1995 年由 Prigerson 等编制，于 2001 年修订，是目前使用范围最广的测量病态悲伤的量表，共有 37 个项目，采用 0~4 五级法，得分越高，代表出现的频率越高、痛苦程度越严重。ICG 主要用于临床鉴别普通悲伤和复杂性悲伤、预测复杂性悲伤的发生率等。

（三）PGAC

PGAC 最初起源于希腊，含有 7 个维度，分别是自我意识、疾病调整、悲伤、愤怒、宗教安慰、躯体症状、感知到的社会支持，用于深度评估和调整患者的悲伤反应。其在悲伤领域中的应用主要集中于丧亲者的居丧护理，尤其适合晚期癌症患者及其家属使用。PGAC 采用 0~3 四级法，0 代表不同意，3 代表同意，总分越高，经历的悲伤越多。

（四）CBI

CBI 是由 Burnrtt 在 1997 年编制的，旨在衡量"核心"悲伤的经历，主要用于评估和预测丧亲者的正常悲伤反应。该量表含有 17 个条目，分为 3 个维度：思维（条目 1~7）、情绪（条目 8~12）、反应（条目 13~17）。采用 0~3 四级法，0 代表没有时间，3 代表花很多时间。

（五）AGS

AGS 最初应用对象主要是阿尔茨海默病患者的照顾者，用于评估照顾者的预感性悲伤的程度。AGS 含有 27 个条目，维度包括愤怒、内疚、焦虑、易怒、悲伤、失去的感觉、完成任务的能力。AGS 目前多用于对晚期癌症患者及其家属进行悲伤反应评估，揭示影响晚期癌症患者及其家属悲伤反应程度及性质的相关因素，有效地指导临床实践。该量表采用 1~5 五级法，1 代表非常不同意，5 代表非常同意，总分 27~135 分，分数越高，表示照顾者预感性悲伤水平越高。

（赵　娜）

第二节　悲伤辅导

失去亲人或重要的人会引起人们不同形式和程度的悲伤反应，那些由悲伤产生的情绪、认知、行为，甚至生理上的各种反应都是正常的。很多人能够应对这些反应，随着时间的流逝走出悲伤。而有的人会在失去亲人后，受诸多因素的影响，生活陷入巨大的动荡当中难以应对，这使人们开始质疑自己、他人和生活。此时，他们需要悲伤辅导的帮助。

悲伤辅导与悲伤治疗是不同的。悲伤辅导是帮助人们舒缓正常的或典型的悲伤反应，以在适当的时间内逐步适应悲伤的历程，并完成哀悼的表达。而悲伤治疗是针对有异常的或者复杂的悲伤反应人群的专业治疗技术。在日常生活中，人们可以通过家庭、朋友、宗教信仰、丧葬仪式来缓解悲伤和完成哀悼的表达。但当这些方法不足以帮助人们更好地面对自己的想法、感受和行为的时候，悲伤辅导是对以上传统的支持系统的补充。

一、悲伤辅导的目标

悲伤辅导是为了帮助提升丧亲者调节生活的能力以适应失去亲人之后的生活。悲伤领域专家 J. William Worden 教授提出人应对悲伤的四个任务。悲伤辅导的目标也就是帮助丧亲者完成以下四个任务。

（一）接受丧失的事实

当一个人离世后，即使死亡是意料之中的，也总让他人有一种难以置信的感觉。这种感觉多发生在患者离世时无法到场的人，或者面对亲人的突然性死亡的人。而悲伤辅导的第一步就是帮助丧亲者面对这个人已经死去的事实，明白团聚已经是不可能的事情了。

接受丧失的现实需要时间，因为它不仅涉及理智上的接受，还涉及情感上的接受。很多丧亲者可能在理智上早就已经接受了事实，但是在情感上却无比介怀。一位为丈夫操办完葬礼的妻子，每天回家时可能都会去看一看她丈夫经常坐的沙发，看看他是否在那里，她当然知道他不会在那里，但还是会有所盼望。

（二）处理悲伤的痛苦

直面丧失一定会有无数让人痛苦的感觉接踵而至，悲伤辅导会帮助丧亲者面对及应对情绪和行为上的痛苦，完成哀悼的表达。而任何避免、回避或压抑这种痛苦的方法都会延长悲伤的持续时间或者增加悲伤的程度，甚至悲伤会通过身体症状或某种形式的异常行为表现出来。悲伤的程度受多种因素的影响。每个人的悲伤都是不同的、独一无二的，且需要被看见、被承认。

丧亲者自己也会采用回避的方式，如避免回忆逝者、使用酒精或药物，来避免应对悲伤所带来的痛苦，或者去怨恨逝者生前的种种"恶习"来最小化自己的丧失。悲伤辅导的目标之一就是帮助人们完成这项艰巨的任务，这样他们就不会一生都背负这样的痛苦，那些看似无法承受的痛苦终有一天会过去。如果这个任务没有被解决，悲伤很有可能会发展成复杂性悲伤，可能需要更专业的悲伤治疗的帮助。

（三）适应没有逝者的世界

悲伤辅导的目的是帮助丧亲者克服各种障碍，在丧亲后能够重新适应生活。这里的适应分三种：外部适应，即适应丧亲对其日常生活的影响；内部适应，即丧亲者认识到丧亲对其自我意识的影响；心灵上的适应，即丧亲者洞察丧亲对其信仰、价值观和对世界假设的影响。

（四）在开始新生活的过程中与逝者建立持久的联系

悲伤辅导帮助丧亲者找到一种方法来维持与逝者的联系，同时对重新投入生活感到自在。这是非常艰难的一件事，一个人的生活因为死亡而被打断，当人陷入丧亲的悲伤之中，他们生活中的某些方面是停滞的，也许很难建立新的依恋关系，或是很难投入新的亲密关系。

这里需要强调的是，悲伤是一个动态的过程，哀悼的表达并不是按固定的顺序一个接一个地出现，而是可能交叉、可能重叠，所以悲伤辅导的四个目标也是贯穿始终的。

二、悲伤辅导的理论支持

各个时代的心理学家一直在为抚平人们的悲伤而努力，这里介绍双程模式。

双程模式指出当人面对丧失时会承受丧失导向压力和恢复导向压力。丧失导向压力与丧失事件本身相关，包含应对患者的死亡、应对失去与患者的依恋关系和纽带所带来的压力，也包括因丧亲而产生的无法控制的痛苦情绪。而恢复导向压力则与丧亲后的生活变化有关，丧亲后人们会面对很多的生活细节的变化所带来的压力，包括财务、家庭责任、技能、角色转变、身份转变和人际关系等，而在处理生活问题的时候，人会从丧失导向压力中抽离出来，感觉到自己在从悲伤中恢复。

丧亲者在两种压力源之间来回摆荡，有时处理丧失，有时处理生活。但如果只沉浸在一个维度是非常危险的，这里的恢复导向并不是说从悲伤中恢复，而是指生活的继续，如果把精力和时间全用在恢复导向的维度，也是一种逃避悲伤，甚至是否认丧失的行为。

双程模式的假设中，人是无法同时关注丧失和恢复两个维度的。丧亲者在两个维度中摇摆不定，面对一个的同时就会回避另一个。而在实践工作中会发现，两种压力源是可以并存的，只是当人们关注解决一个主要压力源的时候，另一个压力源可能就会被主观弱化。一个经受着内心悲伤的人依旧会面对财务、家庭责任、角色转变等生活问题，只是这些问题带来的压力被弱化或者被忽视了。

三、谁可以做悲伤辅导

2002 年 WHO 的安宁疗护任务指出，哀伤咨询是安宁疗护团队需要为患者家属提供的服务之一。所以在安宁疗护团队中有专业的社工、心理咨询师和受过训练的志愿者为患者家属提供悲伤辅导的服务。其实根据不同的时机，安宁疗护团队中的其他成员，如医师、护士，都可以在与患者家属沟通的时候，评估影响患者家属悲伤的因素和患者家属可能存在的悲伤程度，并加以介入。抛开安宁疗护团队的介入，其实在生活中经历过丧亲之痛的人，在有或没有专业人员支持的情况下都可以或多或少地向其他丧亲者提供帮助，富有同理心的朋友也能为丧亲者提供持续的支持。

四、悲伤辅导的时机和场所

J. William Worden 教授相信，悲伤辅导最早可以在葬礼后一周左右开始。因为刚失去亲人的丧亲者会处于麻木或震惊的状态，还没有准备好应对他们的困惑。其实在安宁疗护病房，患者家属也是安宁疗护团队服务的对象，一直与患者家属有所接触的医师、护士和社工，可以在患者离世前对患者家属进行了解或评估，预测患者家属的悲伤程度。在患者家属照顾患者的日子里，当越来越多的治愈性的治疗被宣布无效，当患者的情况一天不如一天的时候，患者家属就已经开始悲伤了，即预感性悲伤。也许可以不采用正式的悲伤辅导，但是积极的陪伴与带着同理心的倾听，足以承接患者家属的悲伤，并使他们为丧亲之后的日子做准备。

悲伤辅导不一定必须在专业的办公场所进行。在医院时，医院的花园、休息区都可以进行悲伤辅导，如果能够家访，居家环境也是悲伤辅导不错的选择。

五、谁应接受悲伤辅导

死亡确实会对家庭和周围的人带来巨大的影响，但并不是每个人都需要悲伤辅导，有的人依靠自己或者他们的社会支持系统就可以做得很好。安宁疗护中的最重要的价值观——案主自决，在悲伤辅导中依旧重要。在经历了丧亲，并意识到自己需要帮助的人，安宁疗护团队一定会施以援手，而且主动寻求帮助的人往往比被动接受帮助的人做得更好。

安宁疗护团队在临床工作中，通过评估发现存在高危因素的患者家属，即便他们可能没有寻求帮助也不能忽视他们的悲伤。任何接受过悲伤辅导训练的团队成员都可以尝试与之建立关系，进行更深入的评估与干预。高危因素主要有：家中有一个或多个年幼的孩子、社会经济地位较低、社会支持少、对患者有强烈的依恋、易怒、有强烈的自责。

还有一个人群的悲伤也需要安宁疗护团队和患者家属的重视，那就是儿童。7岁的儿童就能够完全意识到死亡的不可逆性、普遍性、因果性和躯体的功能停止。而7岁以前的儿童虽然对死亡的认知没有那么完全，但是死亡带来的分离也会引起他们的焦虑、困惑和种种悲伤反应。所以儿童也需要接受悲伤辅导。

六、悲伤辅导中的小建议

（一）认识到悲伤是一个自然的过程

悲伤辅导员需要认识到，悲伤不是要治愈或解决的疾病或问题，而是要经历的过程。人们可能深受现在快节奏生活的影响，希望可以尽快让丧亲者走出悲伤，但是悲伤辅导的目标不是消除或缩短悲伤，而是管理症状和提升个人能力以应对悲伤。

悲伤需要时间。有时太过渴望尽快克服悲伤并恢复正常的日常生活往往会成为渡过悲伤期的阻碍。有一些时间节点可能会很重要，如逝者的"头七"、一百天、一周年的忌日，以及各种对丧亲者来说很重要的节日，或者很有意义的纪念日。在这些日子里，各种想法和感觉都会涌现出来，以至于丧亲者需要额外的情感或实际的支持。

（二）识别和接纳丧亲者的情绪

这里主要介绍悲伤辅导中最需要关注的几种情绪。

1. 愤怒

失去至亲时，感到愤怒是很常见的。愤怒可能来自挫折感和无助感，而无论来源为何，人们都会感到强烈而真实的愤怒。愤怒一定会找个出口，如果它无法针对逝者，就可能转移到其他人身上，如医务人员、其他家庭成员，甚至丧亲者自己。当愤怒针对丧亲者自己，可能会导致丧亲者出现抑郁、内疚或低自尊的表现。在极端的情况下，丧亲者的愤怒可能会导致自杀行为。悲伤辅导者需要询问丧亲者的自杀意念，比方说"你有想过要伤害自己吗"。自杀意念并不总是来自愤怒，也可能来自与逝者重聚的愿望。

2. 内疚

有太多的事可能让丧亲者感到内疚了，如没有更早地发现疾病、没有选择对的医院、没有选择对的治疗方案、没有更好地照顾患者等。不管是什么原因，内疚大部分都是非理性的，悲伤辅导者需要引导丧亲者发现在当时的情况下，他们做了最好的选择，也做了他们能做的一切。

3. 焦虑

丧亲者的焦虑大部分源于无助感，即他们感觉自己无法独自生活、无法应对那些恢复导向压力。这是一种倒退的体验，通常会随着时间的推移而逐渐缓解。而当人们发现他们依旧可以克服种种困难而继续生活时，他们的焦虑就会得到缓解。悲伤辅导者的作用就是通过认知重组帮助他们认识到他们曾经的处理困难的方法，重新建立生活的信心。

还有一种焦虑是个人的死亡焦虑。丧亲者会通过至亲或身边亲密朋友的离世意识到自己的死亡，从而产生焦虑。面对这种情况，有人的死亡焦虑会随着时间消退，而有人则需要与人讨论自己对死亡的恐惧和担忧，以直接解决这个问题。

4. 悲伤

悲伤辅导是非常鼓励悲伤和哭泣的。有人不哭是害怕给别人带去负能量、造成负担，有人不哭是怕被人指责、批判。但是丧亲者需要哭泣，悲伤和哭泣是肯定自己、肯定这段已经失去的关系的重要方式。单纯的哭泣是不够的，丧亲者需要认识到眼泪的含义，如同愤怒需要找到适当针对对象、内疚需要得到评估和解决、焦虑需要被识别和管理，从而不至于被这些情绪淹没。

（三）保持希望

丧亲者来寻求帮助时，往往是为自己的经历感到沮丧或者感觉他们对抗悲伤的努力没有效果。而悲伤辅导员要在这些丧亲者身上发掘希望，我们必须承认丧亲之痛是无法被消除的，但是可以减轻他们的痛苦，可以做一些事情来渡过这个阶段，并相信自己拥有一个确实可见的未来。

另外，丧亲者的希望可以通过悲伤辅导者的信任激发出来。悲伤辅导者一定要相信丧亲者的生活会一天一天好起来，而且要相信丧亲者自己是有能力带来改变的。当人们能够想象当他们渡过悲伤后的未来时，希望就会增加。所以我们可以运用对未来的关注来促进这种希望，提出一些问题来创造丧亲者可以前进的愿景。例如，当你再次完全拥抱生活时会是什么样子？当你很好地处理这种悲伤时，会有什么不同？你怎么知道什么时候情况已经好转了？当你在回忆的同时又向前迈进时，它会是什么样子？

（四）保持全人关怀

在安宁疗护中我们坚持全人关怀我们的患者，现在对于丧亲者，我们依旧要保持全人关怀的理念。我们不仅要关注丧亲者的悲伤、抑郁、焦虑、愤怒、绝望和适应不良，也要认识到他们的生活各个层面都被丧失和悲伤所影响。因此，全人关怀的干预依旧会考虑他们的生理、心理、社会、精神方面的问题。

关注全人，我们会更清楚地意识到，每个人拥有的悲伤都是独一无二的。在面对失去至亲时，人的情感反应强度、悲伤程度和持续时间等方面都存在很大的个体差异。但在一个家庭里，有的家庭成员可能会希望每个人都以同样的方式表达自己的悲伤。其实这是做不到的，所以悲伤辅导员需要提醒这样的家庭，应当允许每个丧亲者都以自己的方式表达悲伤。

（五）强调抗逆力

在面对逆境的过程中，抗逆力能使人的心理健康回复至逆境发生前的状况，展示出更理想的心理状态。在面对悲伤时，抗逆力也是一个非常重要的因素。拥有抗逆力并不意味着没有痛苦或问题，而是意味着以肯定生活的方式适

应和克服困难。悲伤辅导员可以通过与丧亲者探索以下的问题来使其重拾抗
逆力：

（1）让丧亲者识别和利用自己的优势和能力。

（2）挖掘丧亲者过去应对逆境的能力，并将这种能力复制或改良以应对现
在丧失带来的挑战。

（3）利用多样化的社会资源（如家属支持小组、网络、志愿者等）。

（4）即便觉得自己没有抗逆力，也可以采取有抗逆力的行为。

（5）肯定积极的自我。

（6）寻找能产生积极情绪和体验的人和机会。

（六）保持沉默

在悲伤辅导中，有时最有用的干预就是保持沉默。沉默是见证丧亲者人生
故事的主要方式。悲伤辅导者使用沉默来强调重要时刻，促进反思并提供支
持。治疗性沉默通常会为丧亲者创造决策时刻，如是否深入话题、坚持还是放
手、逃避还是面对、面对感受还是麻木不仁。沉默不是什么都不做，而是为丧
亲者创造一个专属于他的空间。能够掌控沉默的悲伤辅导员也同时具有明确的
自我意识，能够容忍丧亲者的痛苦，有耐心，尊重丧亲者的选择，并对治疗过
程充满信心。

（七）注意避免不良的应对策略

虽然我们一直强调没有不好的悲伤，但是有一些应对悲伤的策略是需要警
惕的，如社交退缩、自我隔离及酒精或药物的使用或滥用。这些方法可能会使
人在短期内感觉好一点，但它们并不是解决问题的有效策略，甚至会增加丧亲
者的身体和精神健康的风险，阻碍悲伤的过程。悲伤辅导员需要和丧亲者一起
探索其他可能的应对途经，重新审视当前的情境、提升情绪调节能力和接受社
会支持的能力，可以更有效地降低痛苦程度和解决问题。

（八）识别病理性情况和实现转介

在悲伤辅导中识别那些陷入严重困境的人并予以转介是很重要的。对于一
些人来说，悲伤辅导是不够的，他们可能会因为各种原因（特别是复杂性悲伤
的高危因素），继续在悲伤中挣扎并发展出各种复杂性悲伤，如慢性或长期性
的悲伤反应。这些都需要特殊的技术和干预，可能就不在悲伤辅导员的技能范
围内了。

七、悲伤辅导者的自我关怀

对于陪伴丧亲者面对丧失和悲伤的悲伤辅导员，自我关怀是非常重要的一件事。悲伤辅导员需要有意识地参与能够滋养其内心和促进身心健康的活动，也需要保持良性的个人和职业关系，包括在个人生活和职业生活之间建立适当的界限。在悲伤辅导的实践中，最重要的媒介是悲伤辅导员自己。正如在陪伴丧亲者面对其丧失和悲伤时，需要关注丧亲者的独特性一样，悲伤辅导员自己也必须承认并尊重自己的独特性。将自己的优势和局限融入自己的风格中，成为那个独特的悲伤辅导员。

参考文献

[1] 蒋长好，赵仑. 悲伤及其应对的研究进展 [J]. 首都师范大学学报（社会科学版），2006 (2)：108−114.

[2] 赵晓翠，许成琼. 癌症患者心理问题与心理护理机制的探讨 [J]. 中国实用护理杂志，2013，29 (26)：66−68.

[3] 杨放如. 心身放松疗法治疗广泛性焦虑症的疗效观察 [J]. 中国医刊，2005，40 (4)：49−50.

[4] 朱丽霞，高凤莉. 癌症病人的临终关怀与护理 [J]. 护理研究，2004，18 (11)：1895.

[5] 陈淑君，卞燕. 临终关怀过程中的家属护理 [J]. 现代护理，2006，12 (2)：122.

[6] 张红. 护士在临终关怀中的作用 [J]. 现代医药卫生，2007，23 (6)：916.

[7] 内米歇尔. 哀伤治疗：陪伴丧亲者走过幽谷之路 [M]. 北京：机械工业出版社，2016.

[8] 刘新宪，王建平. 我走出来了吗？——正常哀伤反应与病理性哀伤 [J]. 心理与健康，2019 (12)：3.

[9] 徐慰，何丽，符仲芳，等. 重大疾病丧亲者的延长哀伤症状及预测因素 [J]. 中国临床心理学杂志，2015，23 (2)：4.

（刘诗颖）

第十二章　我国殡葬相关政策、法规

殡葬相关的文件以民政部为主要发文部门，目前仍然有效的规范性文件有几十种。此外，还有一些省级文件及市、县级地方执行层面文件，如《上海市殡葬管理条例》《上海市殡葬违法行为行政处罚的裁量基准》。

我国殡葬管理的方针是积极地、有步骤地实行火葬，改革土葬，节约殡葬用地，革除丧葬陋俗，提倡文明节俭办丧事。

我国的殡葬相关政策、法规主要如下。

1985年2月8日国务院颁布了第一个殡葬管理法规《国务院关于殡葬管理的暂行规定》，开始积极、有步骤地改革土葬、推行火葬，破除封建迷信的丧葬习俗，提倡节俭、文明办丧事。《国务院关于殡葬管理暂行规定》标志着我国的殡葬管理走向法治化。

1997年7月11日国务院第60次常务会议通过了《殡葬管理条例》（中华人民共和国国务院令第225号），然后在2013年1月1日起施行的《国务院关于修改和废止部分行政法规的决定》（中华人民共和国国务院令第628号）中对该条例进行了修正。

随着社会发展，殡葬行业的问题也日益突出，殡葬行业各类服务价格居高不下，墓位价格贵、殡葬商品和服务价格虚高等问题日益严重，让许多民众发出"死不起"的感慨。为解决这些问题，2018年9月7日，民政部公布《殡葬管理条例（修订草案征求意见稿）》。《殡葬管理条例（修订草案征求意见稿）》由原《殡葬管理条例》的六章二十四条扩充为八章五十七条，新增监督检查、法律责任章节。

《殡葬管理条例（修订草案征求意见稿）》提出：国家建立基本殡葬公共服务制度，提供遗体接运、暂存、火化、骨灰存放以及生态安葬等基本殡葬服务；对采取海葬、树葬、草坪葬等不占土地、不保留骨灰方式进行生态安葬的，县级以上地方人民政府可以给予适当奖励补贴；对特困人员、最低生活保障对象、生活困难的重点优抚对象以及其他城乡困难群众免费提供基本殡葬服务。

针对近年来公墓墓位价格贵、占地多、墓碑大等问题，《殡葬管理条例（修订草案征求意见稿）》做出了一系列强化公墓、骨灰堂管理规范的规定，分别从增加土地供给、突出公益属性、强化价格监管、规范日常管理等方面进行规范。政府优先建设公益性骨灰堂，统筹建设公益性公墓，从严审批建设经营性公墓。严格限制公墓墓位占地面积、墓碑高度和使用期限。将公墓划分为公益性公墓和经营性公墓，公益性公墓、骨灰堂的墓位、格位价格实行政府定价并动态调整。经营性公墓的墓位用地费和维护管理费实行政府指导价，严格控制公墓价格。

针对殡仪服务、丧葬用品市场混乱等情形，《殡葬管理条例（修订草案征求意见稿）》做出了一系列针对性的规定。殡葬服务机构开展殡葬服务，应当遵循自愿、平等、公平、诚实信用原则。殡葬服务机构不得误导、捆绑、强迫消费，不得限制使用自带的合法丧葬用品，实行收费公示和明码标价，要求签订服务合同、出具结算票据。明确遗体接运、火化、无人认领遗体处理、安葬服务、墓位使用期限等核心服务环节的规则程序。规范价格管理，对遗体整容等与基本服务密切相关的延伸服务收费实行政府指导价。

（叶继彬）

第十三章　医务社工及其在生死教育中的工作方法

第一节　社工与医务社工

一、社工概述

（一）概念

社会工作是秉持利他主义价值观，以科学知识为基础，运用科学的、专业的方法，帮助有需要的困难群体，解决其生活困境，协助个人及其社会环境更好地相互适应的职业活动。从事专门性社会工作的专业技术人员称为社会工作者（Social Worker），通常简称为社工。具体说来，社工是遵循助人自助的价值理念，运用个案、小组、社区、行政等专业方法，帮助机构和他人发挥自身潜能，协调社会关系，解决和预防社会问题，促进社会公正的专业工作者。

（二）社会工作的领域

社会工作涉及的领域非常广泛，包括儿童及青少年社会工作、老年社会工作、妇女社会工作、残疾人社会工作、矫正社会工作、优抚安置社会工作、社会救助社会工作、家庭社会工作、学校社会工作、社区社会工作、医务社会工作、企业社会工作等。

二、医务社工概述

（一）概念

医务社工是持有特定的价值观，以医院为中心，运用社会工作的专业知识、方法与技巧为患者及其家属提供心理关怀、社会支持服务的专业技术人员。在安宁疗护服务中，医务社工主要围绕患者的生存痛苦、治疗与临终等一系列问题开展专业工作，其提供的服务可使患者及其家属达到生理、心理、社会、精神更加统一和良好的状态。

（二）起源

医务社工起源于 16 世纪的英国，最初的雏形是在医院里做救济贫困患者工作的人群。直到 1895 年，伦敦一家医院开始聘用社工为患者解决因疾病而产生的社会问题。1936 年，美国儿童福利局开设医务社工课程，开始尝试针对医务社工的专门教育训练。西方的医务社工由此发展得日渐成熟。1921 年，我国北京协和医院成立社会服务部，分派社工到临床科室工作，其他医院也相继开设医务社工服务部。但 20 世纪 50 年代，社会工作学科被取消，相关的医务社会工作也随之被取消。改革开放以来，随着社会快速发展，人们对健康的认识也进一步提高，身－心－社会全面健康的理念为医务社工的工作开展提供了前所未有的契机。

（三）工作内容

医务社工并不能治愈疾病，但是他们关注并发现患者及其家属的需求，并致力于帮助患者家庭重新建立生活的中心。作为医疗团队中的一员，医务社工会用其专业的视角与患者及其家属接触，评估除了医学诊断以外的所有影响患者生活的因素，聚焦解决患者及其家属情绪、心理和社会层面的问题。具体说来，医务社工主要做下述方面的工作。

1. 为患者及其家属创造人文的环境

医务社工可以作为医疗团队与患者及其家属沟通的桥梁，在整个团队中营造人文关怀的氛围。在此环境中，患者及其家属都得到尊重，可以通过家庭会议等方式，轻松自在地分享和抒发内心的想法，有助于达成照护计划等共识。

2. 了解患者需求及照护重点

在患者生理方面问题基本解决后，应主要关注在疾病存续或康复阶段的心理、社会及精神的问题，找出重点，并让团队成员知晓。

3. 促进患者及其家属重拾生命意义

促进患者与家庭成员一起，开展生命回顾，让患者得到自我肯定和他人的肯定，接纳生死，做好死亡准备，与家庭成员之间进行良好的情感互动，最后达到生死两相安。

4. 志愿者管理

医务社工可以组织招募、培训志愿者，带领他们对患者及其家属开展陪伴、照顾、链接社会资源等服务。

（四）工作范围

随着医学模式的转变，医务社工工作范围得到转变与拓展。目前，医务社工在日常的临床工作中的工作范围有：评估患者社会及心理状态；辅导服务；参与患者入院及出院计划；协调社区资源及安排实质性援助；开展教育、支持、自助及治疗的小组活动；与其他医护人员和专职人员合作，制订全面治疗及康复计划；维护患者权益；研究工作等。

（五）医务社工在安宁疗护中的作用

安宁疗护中的医务社工是受过专业训练的社会工作专业人员，针对处于生命终末期的患者，运用个案、小组、社区的方法，帮助其解决问题、恢复社会功能与提升生活质量。在安宁疗护中，医务社工使用全人视角，评估和支持患者及其家属的应对机制，了解他们的环境和文化对他们情绪和认知的影响，关注家庭动态，可为患者提供心理咨询、危机干预，讨论预立医疗照护计划，开展叙事疗法及意义疗法，对患者及其家属进行悲伤辅导等。医务社工使用专业技能，帮助安宁疗护团队更好地了解患者的情况、需求，以及他们的沟通方式、生活经历和文化背景，促进医患沟通和合作。

（六）医务社工在生死教育中的作用

医务社工在医疗环境中会为患者、家属和医务人员提供生死教育，在这个过程中，医务社工扮演的是教育者、引导者、协助者、同行者的角色。针对不同受众的实际情况和需求，讨论疾病的发展情况、面对绝症和死亡时的心理变化、临终时的生理变化、患者对家庭和环境的诉求，以及死亡的意义等。

能让人们正视死亡是一件非常具有挑战性的事，作为教育者只能告诉他们死亡的自然属性，以及死亡会给患者、家属及医务人员带来的影响，但是要克服内心的恐惧和悲伤、坦然接受死亡、积极应对生活的变迁可能就需要更多的接纳、陪伴、引导和协助。生死教育希望能为安宁疗护领域培养出越来越多了解死亡的人，能够成为患者及其家属的同行人，让他们感觉到被理解、被关怀，知道自己并不孤独。

（刘诗颖　刘　艳）

第二节　医务社工在生死教育中的工作方法

一、个案工作方法

个案工作的服务对象是遇到困难的个人或者家庭，这里的个人包括患者、家属以及需要帮助的医务人员。在医务社会工作中采用个案形式向患者及其家属进行生死教育，可促进个人与当前的医疗环境、所处的生命境遇或者他人之间的关系更加和谐。

在个案工作中要关注个人或家庭自身的能力，要相信人是有面对问题和解决问题的能力，医务社工是要去引导他们寻回自己处理问题、适应环境的能力。即便面对绝症、面对死亡，我们依旧要相信人的力量。

个案工作中最重要的部分就是面谈，即医务社工与服务对象进行有目的的、面对面的专业谈话。谈话的目的可以是收集信息、建立关系；也可以是提供相关的知识和信息来推断问题或者向服务对象的困扰施加有目的的影响，以促使其发生积极的变化。

在对患者的个案工作中，医务社工进行生死教育的目的和方法因人而异。我们可能是要通过患者对身体的担忧讨论预立医疗照护计划，安排身后事；可能要和患者讨论未完成的事业，重新评估患者的人际关系，并从生命回顾中获得人生的意义；也可能直接讨论患者生命的有限性，试着去发现剩余时间的宝贵，激发患者思考自己死亡的独特性。患者的生死教育的目的更多是为患者赋能，让患者在讨论中发现即便面对死亡，自己依旧有很多事情可以去掌控。

在对患者家属的个案工作中，生死教育会更偏重于教育，让家属了解疾病的发展预后，以及疾病对患者的生理和心理的影响，希望家属能够理解患者并积极和医务人员配合为患者提供全方位的照护。生死教育也是协助家属为自己的丧亲和悲伤做好准备，鼓励他们与患者继续热情交流，完成道歉、道谢、道爱、道别，让悲伤过程成为个人成长的机会。

在对医务人员的个案工作中，生死教育可以缓解医务人员因为反复面对死亡带来的情绪压力，让医务人员转换视角，当患者的疾病无法治愈时，医务人员努力的重点将转变为关爱这个人，了解患者面临绝症或死亡的恐惧和焦虑，并提升自己的专业能力以陪伴患者面对恐惧和焦虑。生死教育可以帮助医务人员在患者生命的最后阶段提供更好的关怀。同时，生死教育也可以帮助医务人员学习和了解患者家属的悲伤反应及其过程，完善医务人员的知识结构，能为家属提供及时、妥善的帮助和个性化的关怀。

安宁疗护医务人员的个案工作，不仅帮助医务人员更了解患者及其家属，同时也促进他们了解自己，了解自己在医学上和精神状态上的极限，提升同理能力，发展自我保护的策略，提高抗压能力，避免出现职业倦怠和二次创伤。

二、小组工作方法

小组工作是社会工作的专业方法之一，通过小组活动及组员之间的互动和经验分享，帮助小组成员改善现有功能，促进其转变和成长。根据小组的功能和服务目标，小组可以分为支持小组、成长小组、教育小组和治疗小组。

在医务社工的工作中，小组工作也是必不可少的部分。小组会根据组员身份，划分为患者小组、家属小组或医护小组。所有小组又会根据组员和功能再次划分，如患者小组中又会有糖尿病患者支持小组、癌症患者支持小组、白血病患者支持小组等；家属小组也有互助支持小组和悲伤支持小组，可以通过组员间相互分享照顾患者过程中的困惑和经验，达成家属之间相互支持的目的。教育小组的组员可以同时包括患者及其家属。医护支持和成长小组能帮助组员了解、认识和探索自己，充分发挥自己的潜能，解决在生活或者工作中面临的问题。

小组的划分虽然多样，但是其功能就是塑造小组成员的平等意识和归属感，为成员们创造相互帮助、共同成长的学习机会，扩大他们的社会支持网络。

其实在医务社工的每一种小组活动中，多少都会有生死教育的影子，因为在讨论疾病的时候一定会讨论它的预后，会讨论到患者或家属的担忧和对以后的治疗或生活的计划，并处理随时可能出现的组员的不安情绪。但在小组工作中加入正式的生死教育会有一定的难度，建议在小组的成熟阶段，即组员间已经建立了信任和亲密的关系之后再进行。在开始生死教育前需要医务社工提前做好充分的准备，在活动开始前就对参与的组员讲明今天的主题，让组员有心理准备。

在医护小组活动中，还会涉及安宁疗护相关的伦理问题，以及提升与患者及其家属建立基于信任的温馨关系的能力，能够与患者继续沟通直到其生命的最后。医护小组中成员之间可以建立信任、互助关系，彼此提供帮助和支持，相互倾诉、相互增能。

三、社区工作方法

社区工作是医务社工以社区居民为工作对象或服务对象，运用专业方法解决社区问题、化解社区矛盾、挖掘社区资源、提高社区服务质量、促进社区发展的方法和活动。医务社工也需要为参与社区工作做好准备，通过公众教育方面的技巧，在更广泛、更多元的群体中开展合作和进行医疗保健、生死教育的倡导。社区工作的形式也很多样，有居民会议、露天宣传、入户走访等。

社区工作中的生死教育的目的：提高居民谈论死亡的能力，以及倾听他人谈论死亡的能力；学习关于悲伤和哀悼的知识，以及学会以有效的方式支持丧亲者；提升对死亡的认识，以及如何转变这种认识以过上更高质量的生活；增进关于安宁疗护和预立医疗照护计划的实用知识；促进对死亡和与死亡相关的历史、文化、发展和宗教的差异的理解。

参考文献

[1] 王卫平，郑立羽. 医务社会工作 [M]. 西安：西安交通大学出版社，2015.

[2] 张一奇，孟馥. 医务社会工作浅析 [J]. 现代医院管理，2009，7 (6)：20—23.

[3] 杜立婕. 使用优势视角培养案主的抗逆力——一种社会工作实务的新模式 [J]. 华东理工大学学报 (社会科学版)，2007，22 (3)：18—23.

[4] 刘芳，宫阳阳，张东航. 基于优势视角分析取向下的癌症患者医务社会工作介入 [J]. 青少年研究与实践，2015，30 (4)：67—71.

[5] 王昭. 生态系统视角下医务社会工作介入康复科的研究 [D]. 南京：南京大

学，2016.

[6] 刘淑娟，杨丽敏. 论社会工作介入生命教育之路径 [J]. 学术交流，2012（3）：167—170.

（刘诗颖）

第十四章　安宁疗护中的伦理
与常见法律问题案例分享

第一节　伦理概念

伦理是指人伦关系及其内蕴的条理、道理和规则。伦理是与物理和事理相区别的情理。发现、认识人伦关系中所蕴含的道理，从古往今来无数个体的情感中发现普遍认同的情感，并把这种普遍认同的情感作为伦理的规则，以裁量、规范个体情感，指导和规范人们的行为，从而达到人伦关系的和顺及人伦秩序的稳定与和谐。

一、伦理与法律的区别和联系

（一）伦理与法律的区别

1. 概念不同

法律与伦理是两个不同的术语。法律是反映统治阶级意志的，由国家制定或认可，具体规定人们的权利和义务，并由国家强制力保证实施的，具有普遍约束力的规范。法律详细地规定了人们可以做什么、应当做什么或者禁止做什么，人们依法办事，必定受到法律的保护，否则，将给自己或他人带来不利后果。伦理是指处理人与人、人与社会和人与自然相互关系时应遵循的道理和准则。法律与伦理有不同的规范空间和规范层次。法律并非伦理讨论的依据，伦理的讨论应超越法律条文的限制。合法的不一定符合伦理，符合伦理的不一定合法。法律不能代替伦理，伦理也不能代替法律，它们各自发挥着不同的规范作用。

2. 规范调整范围不同

伦理广于法律。一般认为，伦理既包括价值观念又包括行为规则，所以既规范行为又约束意识。有些伦理表现为存在于人们内心的价值观念，起着引导人们心灵高尚的作用；有些伦理表现为独立于主体的外在规范，如不准说谎、不要伤害他人，起着制约人们行为方向的作用。法律规范的仅仅是人的行为，它是一种行为规范；法律调整的是有意识支配的行为，而不是无行为载体的意识，人的内心活动，包括动机、想法、认识、思想都不是法律干预或制裁的对象。而且，在行为领域和意识领域中，伦理规范的影响和调整都不存在边际限度，可以延及社会主体行为和意识的所有领域。法律的调整范围不仅局限于行为领域，而且存在边际限度，调整的是人的基本行为，亦即伦理最低层次所规范的行为。

3. 规范方式和强制程度不同

在规范方式上，法律是他律的，是国家制定的以国家强制力为后盾来保证实施的规范；而伦理是自律的，是社会形成的主要依靠社会成员自觉遵守或者相互监督遵守。在强制程度上，法律的强制力显然强于伦理的强制力。伦理的强制是软性的，往往通过主体在道德压力下唤起羞耻感和罪恶感而起间接作用；而法律的强制是硬性的，它通常使人身、自由、生命和财产等受到约束或者损失，目的在于保障规则的有效性。

（二）伦理与法律的联系

法律和伦理是相互联系、相互影响的两种规范。伦理先于法律产生，法律源于伦理。一般说来，当一种行为在民间引起广泛的伦理关注并充分讨论后，可能引起法律条款的出现或改变，也就是说，当法律与伦理产生冲突时，可以考虑修改法律。一定社会的伦理规范在很大程度上影响法律的形成以及法律的内容本身。伦理价值观念以及规则直接影响法律，伦理作为法律的基本来源与重要补充，在一般情况下，主要是指伦理的精神实质和价值取向为法律所选择或者所吸收，而非具体伦理规范直接成为法律。根据伦理和法律的属性，伦理主要体现人们对价值合理性的追求，而法律则主要体现人们对行为合理性的追求。价值合理性是行为合理性的前提，所以法律是否能够有效运行，在很大程度上取决于法律能不能得到伦理的认可和支持。

伦理是法律实现的内在基础，是法律的公正属性得以维护和法律的民主属性得以实现的必要条件，如果法律的价值取向和伦理的价值取向是吻合的，法律将会获得道德伦理的支持，产生实际上的效力，如果法律的价值认同和伦理的价值认同是背离的，法律将会失去伦理的基础，成为一堆无意义的文字堆积。

二、医学伦理

医学伦理以医学为领域，研究医学领域中的伦理现象和伦理关系。

（一）理论基础

生命质量论与生命价值论共同成为医学伦理学的理论基础。

1. 生命质量论

生命质量论是在认同生命神圣的基础上，把注意力集中在对生命质量的考察，主张医学不仅在于保存人的性命，更重要的是要努力提高、增进人的生活质量。生命质量论是自遗传学和优生等学科兴起而出现的以人的自然素质的高低、优劣（如器官功能、全身状态等）为依据，衡量生命对自身、他人和社会的价值的一种伦理观念。它强调人的生命价值不在于生命存在本身，而在于生命的质量，人们不应单纯追求生命的数量，更应关注生命的质量，增强和发挥人的潜能。一方面是以人的智力和体力水平衡量，如，智力障碍、畸形、残疾等都降低了生命质量；另一方面，以人的意识丧失与否和痛苦程度来衡量，如果一个生命终末期的恶性肿瘤患者身心极度痛苦，他的生命质量就比较低；一个不可逆转昏迷的患者，生命质量相对也低。生命质量论的出现，使人类对生命的态度由"繁衍和维系生存"的低层次上升到"提高生命质量"的高层次。

2. 生命价值论

生命价值包括两个方面：一是生命所具有的满足生命的内在价值和自我价值，它是由生命质量来决定的；二是生命的外在价值，把内在价值发挥出来，为社会创造物质财富和精神财富，即社会价值。生命的内在价值与外在价值的统一，构成完整的生命价值。用生命价值观指导我们的医疗实践，既要看到人的生命的内在价值，也要看到生命的外在价值，既要重视人的生物学生命的存在，又要重视人的人格生命的社会意义，这是生命价值论的核心所在。

（二）医学伦理的原则

1. 尊重原则

在医疗实践中，尊重原则是指对患者的人格尊严及其自主性的尊重。尊重原则要求医务人员平等尊重患者及其家属的人格与尊严，以及尊重患者知情同意和选择的权利。无论在何时、何种状况之下，尊重人格与尊严均应置于首位，即使在生命终末期，即使患者已经昏迷，也应该保持其人格与尊严不受侵犯。而行使知情同意权利必须在患者神志清楚、有自主决定能力的前提下，也就是患者有独自做选择与决定的能力。对于缺乏或丧失知情同意和选择能力的患者，应该尊重家属或监护人的知情同意和选择的权利。"知情同意"需要患者具有自主能力、医师向患者解说病情与可能的治疗方法、患者对医师的说明有真正的了解、患者的决定没有外力的影响而是出于自愿。在知情同意权的范畴内，患者无疑是行使知情同意权的首要主体，只有在特殊情况下，法律才允许赋此权利于患者家属。

2. 公正原则

不同的哲学家在解释公正时使用了不同的概念，如公平、应得和权力资格。要弄清楚公正的含义，并且找到实现这一点的方式并不容易。公正意味着平等对待吗？当然是。不过，对那些没有付出劳动的人和付出了辛勤劳动的人得到同样的对待，这是公正的吗？当然不是。所以，公正的另一个含义是应得，也就是每个人得到与他的能力或者行为相应的对待。因此，对公正的探讨多数都围绕着公平和应得这两个概念来展开。另外还需要注意的是，公正还体现在社会生活的不同层面，因此公正又可以被区分为报偿性公正、程序性公正和分配性公正。在很多时候，对公正的探讨又是通过公正的形式原则和公正的内容原则来展开的。公正的形式原则指在分配负担和收益时，对相同的人给予同样对待，而不同的人需要区别对待，但何为相同的人或不同的人，需要有具体的内涵。公正的内容原则指出了这一点，比如根据需求、能力，或者是社会贡献来进行这样的对待。

在医疗实践中，公正原则主要指医务人员在诊疗护理服务中以公平合理的态度对待每位患者，不因性别、年龄、阶层、地位、经济状况及与医务人员的关系不同而给予不平等的待遇。

3. 不伤害原则

在医疗实践中，不伤害是指在诊治、护理过程中不使患者的身心等受到伤害。伤害所指并不只是身体方面，也必须延伸到心理及物质的层面上去。但是，不伤害原则不是绝对的，因为有些诊治、护理手段即使符合适应证，也会给患者身体或心理上带来一些伤害。有时候医务人员能够预先知道将会给患者带来的伤害，比如手术或者治疗带来的身体伤害，而有时医务人员则根本无法预料可能给患者带来的伤害，比如新药可能带来的不良反应。有时候，医务人员经过努力可以避免或者杜绝伤害；而有时，伤害又会超过医务人员的控制能力范围。比如肿瘤化疗既能抑制肿瘤的发展或复发，又会对患者的造血、免疫系统产生不良的影响。因此，符合适应证不意味着可以忽视对患者的伤害，应努力避免各种伤害的可能或将伤害减小到最低程度，做到利大于弊。

（三）安宁疗护伦理的原则

安宁疗护的伦理基础是最大限度尊重公民的健康权。在生命终末期，除处理患者生理和心理问题外，文化、观念、社群等伦理话题也十分重要。为提高患者生活质量，需采取一系列整体性、综合性措施，应事先与患者及其家属讨论权衡，做出最恰当的处理。这个阶段的处理措施不以延长生命为目的，而应以减轻痛苦（包括生理、心理、社会和精神层面）为出发点；不以治疗疾病为主，而是以支持患者、理解患者、体贴患者、症状控制为重，给予全面照护，帮助患者至死保持人的尊严。

1. 人道主义原则

医疗卫生事业本质上是一种人道主义事业。自从人类产生，生命就被看成是最宝贵的，正如《内经》所说，"天覆地载，万物备悉，莫贵于人"。正因为生命的宝贵，在大多数医疗实践中，医者以治病救人为天职，同时关心、同情患者，促进患者健康，践行医学人道主义精神。安宁疗护的对象已注定生存期不长，此阶段患者比其他患者在生理和心理上更加脆弱，难以承受打击和伤害，此时的医疗护理重点转移到维护生命的尊严，安宁疗护团队更应发扬社会主义的人道主义精神，关心、爱护和尊重患者。

2. 尊重生命，接受不可避免的死亡

每个生命都是可贵的，因其不可复制。尊重生命同样也包含尊重死亡。在地球资源有限的情况下，死亡是人类延续的必要条件。当患者的生命即将走到尽头时，医学手段已无力回天，是选择气管插管上呼吸机？是竭尽全力地再搏一把？还是尽量避免过多的有创性操作和治疗，体面地与这个世界告别？每个人、每个家庭可能有不同的选择。当生命终末期患者、家属提出要求时，医务人员可以根据要求采取姑息治疗，减少带给患者的痛苦治疗。安宁疗护团队有责任加强宣传，让大众明白，当生命治疗的负担超过可能的受益时，可以选择不采取或少采取激进的治疗措施，转而对濒死者提供舒服的关怀服务。在安宁疗护实践活动中，团队成员要有尊重生命的意识，尊重每一名生命终末期患

者，尊重患者生命质量与生命价值，尊重生命终末期患者的正当愿望，向患者提供生理、心理、社会、精神全方位的照顾，向患者家属提供悲伤辅导。

3. 以照护为主的原则

以提高生命终末期患者生命质量为目的，尽量按照患者及其家属的意愿进行护理。尽量减轻生命终末期患者的生理痛苦，除给予必要的缓解症状的医学处理措施之外，只有通过细致的心理、生活护理，才能使生命终末期患者活得更加舒适和有尊严。然而不同的照护场所之间的安宁疗护质量存在差异，Schelin 等研究显示，住院安宁疗护的患者比居家安宁疗护患者的照护质量更高。做好基础护理，主要包括环境的布置、皮肤的护理、饮食的护理、口腔的护理、伤口及管道的护理，还有基本的生活照护、安全照护等。居家的生命终末期患者由于疾病原因导致的各种功能障碍、自身免疫力及自理能力的不断下降，需要安宁疗护团队成员介入，在基础护理方面给予更多的帮助，成员可以通过居家探访、门诊服务、电话或互联网远程指导等方式为患者及其家属做系统的护理指导，满足患者对于舒适生活的需求，提高患者生命终末期生活质量。

4. 以家庭为整体的照护原则

临终通常是整个家庭共同面对的事情。通常，患者家属实际上比患者更难以接受死亡的事实，他们经受着更为强烈的痛苦，甚至到了悲痛欲绝的境地而需要抢救。正如人们所说的"他去了，得到了解脱，而他却把痛苦留给了活着的人，留给了关心他的亲人和朋友"。对逝者的家属做好抚慰工作，使他们尽快从悲伤中解脱出来具有重要意义。然而，现实中却往往只重视对死者的关照而忽略对家属的抚慰。这与医务人员的医德修养和素质有着重要关系，只有以医德水准为动力，才会努力加强和做好这方面的工作。为患者、家属提供全天候服务，包括对生命终末期患者生理、心理、社会、精神等方面的照护，帮助患者家属尽快摆脱居丧期的痛苦，顺利恢复正常生活。

参考文献

[1] 张沂. 伦理概念与伦理学 [J]. 明日风尚，2016 (14)：293.

[2] 刘华. 法律与伦理的关系新论 [J]. 政治与法律，2002 (3)：2—6.

[3] SCHELIN ME，SALLERFORS B，RASMUSSEN B H，et al. Quality of care for the dying across different levels of palliative care development：a population—based cohort study [J]. Palliative Medicine，2018，32 (10)：1596—1604.

[4] 夏梦雅. 关于我国尊严死合法化的几点思考 [J]. 医学与法学，2019，11 (4)：

17—20.

[5] 孙福川，王明旭，赵明杰，等. 医学伦理学 [M]. 5 版. 北京：人民卫生出版
社，2018

[6] 李义庭，李伟，刘芳，等. 临终关怀学 [M]. 北京：中国科学技术出版社，2000.

[7] 丘祥兴. 医学伦理学 [M]. 2 版. 北京：人民卫生出版社，2005.

[8] 〔美〕BEAUCHAMP T，〔美〕CHILDRESS J. 生命医学伦理原则 [M]. 李伦，主
译. 5 版. 北京：北京大学出版社，2014.

[9] 杜治政，许伟. 医学伦理学辞典 [M]. 郑州：郑州大学出版社，2003.

（郑利超　朱晓林）

第二节　安宁疗护中的伦理困惑及处理原则

当某种评判标准，存在不止一种解决方案，没有明确的对与错，每种方案在伦理上都行得通时，就可能出现伦理上的困惑。以下这个举例用于说明伦理困惑也许不完全恰当，但可以向大家展示困惑的状况：我们在观看战争片时，时常可以见到这样的场景，一位冲动的战士提着枪要冲出去为战友报仇，而理智的领导认为现在时机还未到，此时，领导面临着选择，包括耐心说服、严厉骂回、让人拉回、缴枪甚至暴打等，有的领导可能立即选择一种最粗暴的方式，立马解决问题，而有的领导可能会选择更加人性化的处理方式，也可能达到阻止冲动行为的效果，选择哪一种方案都存在利与弊，因此领导有可能或多或少会产生困惑。随着国家经济、社会、人类文明不断繁荣发展，人类的健康意识的改变，安宁疗护是人类社会文明发展的必然产物，同时也会产生新的伦理困惑。

一、传统生死观和安宁疗护优逝观的伦理困惑及处理原则

1. 传统生死观和安宁疗护优逝观的伦理困惑

我国的传统生死观是"乐生恶死"，大多数人存在好死不如赖活着、蝼蚁尚且偷生、宁可赖活也绝不向死亡低头的潜意识，形成了乐见出生、避讳死亡的传统生死观。其实，人必有一死，怎样能够"死得更好"，是与"生得好"同样重要的话题。安宁疗护的理念就是让人更好地面临死亡，更好地渡过围终期，因而提倡优逝。优逝是以护理、关怀代替过多的激进治疗，简单来说就是

让医务人员和其他一些专业人员密切协作，对生命终末期患者及其家属开展针对性的护理，帮助患者减轻精神、生理、心理及社会等方面的痛苦，维护其尊严，提高生命终末期的生活质量，让患者平静安宁地渡过生命中最后的一段时光；同时给予家属足够的精神支持，让家属能够以恰当的心态面对现实。我国传统的生死观多数比较消极、逃避，患者及其家属通常很害怕听到有关死亡的信息和言语，不知如何应对。人们认为死亡是冰冷、痛苦、恐惧，死亡代表消失、遗忘等，表现出对死亡的恐惧和抵触。安宁疗护不以治愈为目的，而是以人为本，减少患者痛苦、维护患者尊严、帮助患者平静离世、减轻丧亲者的负担，这一目标的达成必然需要患者能直面死亡，坦然接受它的到来。

进入生命终末期的患者，家属和患者自身内心比较矛盾，可能一方面觉得只要活着就有希望，另一方面觉得活得痛苦希望早日解脱。

2. 传统生死观与安宁疗护优逝观的伦理困惑处理原则

从表面看，似乎传统的生死观和安宁疗护的优逝观相冲突，实则安宁疗护是不以延长生命作为目标，而是减轻痛苦、尊重生命、维护尊严、帮助患者，是重视人权、保护隐私，是满足患者心愿，是给予家属抚慰。

（1）改善照护环境，注重安全舒适：环境应安静、无障碍、光线适宜、防滑防跌、温湿度适宜、私密性强，装饰应简单、整洁、美观、赏心悦目，有利于患者休养。

（2）做好患者照护，减轻身心痛苦：为患者积极控制症状，提供舒适照顾、心理支持和人文关怀，帮助患者减轻生理、心理及精神的痛苦，维护患者的尊严，从而有助于改善其生活质量，让患者能够面对死亡，无憾、平静、安宁地渡过生命中最后时光。

（3）开展生死教育，提供精神支持：将正确的生死观内容自然地贯穿于日常照护过程中，让优逝的观念逐渐被患者所接纳，同时给患者及其家属足够的精神支持，使其能够以一种正确的心态面对现实，接受事实。

二、孝道与患者自主权之间的伦理困惑及处理原则

1. 孝道与患者自主权之间的伦理困惑

患者的自主权是指患者在接受诊疗活动之前对自己将要接受的诊疗活动及其治疗效果和潜在风险都有自主选择和决定的权利。我国传统孝道以晚辈是否为救治患者而倾其所有、精疲力竭为标准，衡量评判其孝心，加上患者过多重视家属的感受，家属常常成为医疗决策者。家属在"侍疾""孝悌"

等传统孝道思想影响下，甚至迫于社会舆论压力，为了做到"问心无愧"，宁可千金散尽全力拖延死亡，而忽视患者的真实愿望，甚至违背患者的意愿加以过度治疗、抢救措施，使患者丧失自主权，增加了患者的痛苦，难以"善终"。

2. 孝道与患者自主权之间的伦理困惑处理原则

孝道与患者自主权之间的矛盾可通过正确处理以达到统一。只有重新建立新的医德准则和善孝标准，站在生命伦理的角度上关注患者真切需求，才能秉承"无伤害、有利、尊重、平等"的生命伦理学原则回应生命终末期患者对生死状态的选择意愿。对于进入安宁疗护期的患者，应当尊重其人格。经过和家属沟通，在患者情绪正常、有行使自主权能力的情况下，应该为患者提供正确的、适当的诊疗信息，告诉患者可能有哪些选项，有利于其做出符合自身期望的抉择。在法律许可的范围内，患者的自主权是自由的，不能受威逼、不能被恐吓。

当疾病在现有的医疗技术条件下已经无法治愈的情况下，相信大多数人都愿意放弃激进的、增加痛苦的治疗手段，而更愿意接受更加以人为本的安宁疗护，注重症状控制和舒适照顾，医务人员、患者及其家属应该适时展开预立医疗照护计划讨论，让安宁疗护患者进行选择，让患者表达如何救治的意愿等，无论讨论后患者是否签有生前预嘱，均有助于避免家属日后陷入两难的境地。

三、救死扶伤与安宁疗护顺应死亡的伦理困惑及处理原则

1. 救死扶伤与安宁疗护顺应死亡的伦理困惑

医者仁心、救死扶伤、拯救生命的传统救治准则是将患者的生命放在首位的，应当以延续和救治患者的生命健康为目的，以毫不利己、专门利人的精神对患者采取必要的救治措施，这种生命至上的原则是医务人员应该秉持的基本原则。只是，对于生命有限的患者，在很多情况下，虽然抢救成功短暂地延长了患者的生命，但导致患者在痛苦的检查和治疗中走向死亡，或靠呼吸机、升压药等维持生命体征、毫无生活质量地活着，浪费大量社会医疗资源。安宁疗护不提倡无意义的抢救，既不刻意延长患者的生命，也不加速死亡，而是顺应死亡，这与传统的救死扶伤理念有所区别。

2. 救死扶伤与安宁疗护顺应死亡的伦理困惑处理原则

尊重生命、重视生命，一般情况下，对那些有意义的、可挽回的生命，社

会及医务人员一定要尽力采取手段去挽救。而在安宁疗护阶段，要承认死亡是一个无法避免的正常过程，在生命的长度有限时，重视患者的症状管理，提供生理、心理、社会、精神全面照护，提高患者的生活质量，让患者有尊严、无痛苦，顺应死亡。当患者及其家属充分知情后，做出不做无效抢救及治疗的决定时，医务人员应予以尊重，给予更多的陪伴和照顾，有利于缓解患者及其家属的悲伤情绪。

四、保密与知情同意的伦理困惑及处理原则

1. 保密与知情同意的伦理困惑

根据《中华人民共和国民法典》第一千二百一十九条的规定，医务人员在诊疗活动中应当向患者说明病情和医疗措施。需要实施手术、特殊检查、特殊治疗的，医务人员应当及时向患者具体说明医疗风险、替代医疗方案等情况，并取得其明确同意；不能或者不宜向患者说明的，应当向患者的近亲属说明，并取得其明确同意。在临床过程中，很多安宁疗护工作人员经常会遇到这样的一个困境：患者想知道病情，家属怕患者心理承受不了打击、失去生活的信心，害怕自伤、自杀等意外发生，不让告知患者实情，要求病情保密，但患者不知疾病的程度，可能会错过安排自己未达心愿及临终、丧葬、遗产的安排等，此时家属和医务人员都会承担不同程度精神压力，家属要面对道德和情感压力，而医师则需考虑法律规范和最佳医疗方案。

2. 保密与知情同意伦理困惑处理原则

看似保护性医疗中的病情保密与患者的知情同意原则相冲突，其中实际隐含"有利"和"不伤害"的医学伦理原则，是要解决"说与不说"两难的伦理状况，如果贸然告知，患者可能一时难以接受而采取极端的应对措施，家属也可能坚决反对；不告知可能会使患者产生不信任甚至抵触情绪，不配合治疗处理，疾病加剧恶化等。安宁疗护应以患者及其家属为中心，以患者本人的诉求为出发点，兼顾家属的需求和感受，在尊重患者本人意愿的基础上，做出对医患双方有利的决策。事实上，绝大多数患者是希望被告知实情的，有的患者其实已经从日常的蛛丝马迹中大致知道了情况，只是为了怕家人担心而没有主动挑破而已。

安宁疗护不以延长生命为目的，但也不加速死亡，凡事以患者为中心，减轻痛苦，支持与关怀，使其以尽可能好的生活质量渡过生命的最后阶段，至死保持人的尊严，这是我们做出伦理判断的基础。

参考文献

[1] 殷霞兵，张金花. 癌症晚期患者优逝探讨 [J]. 实用临床护理学电子杂志，2019，4
    (29)：198.

[2] 冯晨音. 健康权视角下安宁疗护的伦理探究 [J]. 西部学刊，2020 (13)：154−157.

[3] 姜姗，周宁，姜柏生. 晚期肿瘤患者安宁疗护实践中的认识误区、伦理困境及对策探
    讨 [J]. 南京医科大学学报（社会科学版），2019，19 (2)：110−114.

（谢灵英　刘　艳）

第三节　安宁疗护中的常见法律问题案例分享

一、安宁疗护中关于抢救的约定

（一）背景

安宁疗护原则上倡导在对生命终末期患者进行症状控制时，所使用的"治疗"方式不再以延长患者生命为主，而是为了减轻或解除患者痛苦、维护临终尊严与生命价值。在实践中，临终患者生命垂危时，医方能否和如何进行有创抢救不仅是医疗决策的问题，还是一个法律问题。

（二）案例

患者陆某，女，58 岁，因脑梗死入院。患者死亡后家属起诉医院在没有经过家属同意的情况下，对陆某实施了胸外按压抢救。法院认为，医方工作中有不足之处，病危告知中已明确约定临终不再进行抢救，但医方没有按照协议处置。长期住院患者的病情日趋加重，然而医患双方对此沟通不够，对患者发生猝死的预见性强调不足，以致家属没有足够的心理准备。

二、安宁疗护患者院内自杀的预防与处理

（一）背景

生命终末期患者由于身体状况恶化带来的痛苦、长期治疗造成的经济负

担、远离正常生活和亲人陪伴的忧郁孤独，是心理极其脆弱的群体，时常会产生选择自杀尽早结束生命的心理并付诸行动。实践中，对晚期癌症患者进行"心理干预"是否属于医方的应尽义务曾引发过诉讼，因此医方应与患者及其家属经常性沟通，防止意外发生。

（二）案例

患者赵某，男，48岁，患"食管下段癌（晚期）合并食管穿孔"入院。医师交代家属24小时陪护，防止意外。几天后患者坠楼自杀。家属起诉医院疏于心理护理、心理干预，未全面履行医疗服务义务。法院认为，对晚期癌症患者进行心理干预，只是医方从职业道德层面上对工作提出的要求，并不能证明该心理干预是医方法定或者约定的义务，医方已尽到观察、巡视、告知等义务，不承担赔偿责任。

三、安宁疗护患者的病历管理

（一）背景

病历不仅是对患者的病程记录，也是临床医疗实践的原始记录，提供法律依据，病历管理是医疗管理的重要环节，但在一些规模小、服务单一的安宁疗护机构，由于以照护性辅助医疗服务为主，常常忽视病历的书写和管理。

（二）案例

患者谭某，女，80岁，入住安宁疗护院。住院期因压力性损伤加重及病情恶化死亡。法院审理过程中，患者谭某在医院的病历丢失，医方认为安宁疗护院的病历并不重要。法院最终判决：医方未尽到保管病历之义务，致使患者病历资料严重缺失，最终导致其医疗行为与谭某死亡结果之间的因果关系不明或有无过错无法认定，医方应承担相应的损害赔偿责任。

四、安宁疗护患者拒绝护理时的告知义务

（一）背景

生命终末期患者身心日益衰竭，生理上的剧烈不适常常引发心理上的恐惧，严重者会对治疗或护理行为产生抗拒、不配合，此时医患沟通十分重要，尤其是医方的风险告知。

（二）案例

患者李某，男，52岁，因肺癌晚期入院。骶尾部大面积压力性损伤，因翻身引起周身疼痛而拒绝翻身，甚至拒绝使用防压疮垫，护士只能进行常规换药处置。患者死亡后，家属认为院方未能就拒绝配合治疗的风险向患者本人或家属进行书面告知，存在过错，要求赔偿。司法鉴定意见认为，医方医疗告知形式上存在一定瑕疵，该瑕疵与被鉴定人压力性损伤加重及死亡之间不存在因果关系，一审法院据此确定医方承担25％赔偿责任；二审法院则认为，医方虽未能就拒绝配合治疗的风险向患者本人或家属进行书面告知，存在一定瑕疵，但并无相关诊疗规范强制性规定医方必须采取书面形式履行此类告知义务，而且根据病程记录显示医方曾采取了口头告知，故法院亦无法认定医方违反了诊疗规范，而且该瑕疵与患者病情加重及死亡之间不存在因果关系，医方不承担侵权赔偿责任。

五、安宁疗护患者临终抢救中的人员资质

（一）背景

部分医养结合机构提供安宁疗护服务，这类机构设有医疗区和养老区，患者依据病情在这两个区域进行转换，但是，由于医疗护理和养老生活照料在服务内容、人员资质、档案记录等方面要求不同，因此"医养结合"不等于"医养混合"。

（二）案例

患者鞠某，男，89岁，因脑梗死入院后病情危重，经抢救无效死亡。法院审理认为，鞠某虽以安宁疗护的方式入住该院，但在抢救治疗过程中，医方实施的行为仍然属于医疗行为，平时负责生活照料的护理员宁某在未取得执业资格的情况下参加了抢救并在护士一栏中签字，违反了相应的诊疗规范。另外，由于国家层面没有出台相应的"医养结合"机构行业标准，特殊护理记录单只是用于老年关怀养护中心记录老年人病情变化的工作记录，抢救记录由抢救医师及护士书写，养护中心工作人员参与医疗抢救，并在抢救记录中签字，是严重的资质问题，医院存在过失。考虑到鞠某属于完全不能自理的生命终末期安宁疗护老年人，其死亡结果的发生与其自身疾病的发展有一定关系，适当减轻医方的赔偿责任。

六、安宁疗护机构中老年护理员的管理

(一)背景

老年护理员(护工)主要是照料年老体弱、机体功能退化或严重疾病导致生活不能自理的老年患者的护理员,又称为养老护理员。由于高龄失能老年人体质衰弱、病情复杂危重,护工从事生活照料的危险因素较多,再加上护工短缺、入职门槛较低,护工职业纠纷频发。护工职业的常见纠纷主要表现在护工不具有资质或因缺乏专业护理知识引发法律纠纷,最典型的就是喂食不当致死。据报道,有让脑梗死患者自己进食,导致气管堵塞窒息死亡;有喂食不当,导致患者呛食和严重窒息死亡;有喂食致老年人假牙脱离,直接掉入呼吸道,老年人窒息死亡;有在喂食时未能将偏瘫患者扶起喂食,而是侧卧喂食导致窒息死亡;有未按照医嘱进食流食,应患者要求喂食面包导致窒息死亡等许多案例。按照规定,护工是不能从事护理技术性操作及对危重患者的生活护理,因为护工很难胜任观察病情、观测患者生命体征等护理常规工作,会因病情观察不及时而导致医疗损害;会因缺乏传染病防治知识,造成交叉感染。护工如果违反上述规定引发纠纷,也要承担相应的法律责任。

(二)案例

护工田某,女,40岁,在双手抱失能老年人上床时,尚未放到位即松手,导致老年人摔倒在地,老年人左股骨下段粉碎性骨折。因为田某未取得《护理员执业证书》,法院判决安宁疗护机构承担全部责任。

参考文献

[1] 尤金亮. "临终关怀"的法律之维——法理基础、宪法依据与实体法规制 [J]. 法学论坛,2012,27(4):77—84.

[2] 李蓝. 我国安宁疗护立法的必要性和可行性研究 [D]. 南昌:江西财经大学,2019.

[3] 国家卫生计生委. 安宁疗护中心基本标准和管理规范(试行)[J]. 中国护理管理,2017,17(3):289—290.

[4] 国家卫生计生委. 国家卫生计生委办公厅关于印发安宁疗护实践指南(试行)的通知 [J]. 中华人民共和国国家卫生和计划生育委员会公报,2017(2):53—73.

[5] 陈颖,杨继群. 临终关怀服务团队的职业法律风险与防范 [J]. 医学与哲学,2019,40(7):67—71.

[6] 李寿星. 不施行心肺复苏术法——《纽约不施行心肺复苏术法》与台湾地区"安宁缓

和医疗条例"的比较［J］. 金陵法律评论，2013（1）：205－233.

［7］ 王助衡，孙立平，周冠华，等. 我国缓和医疗立法研究［J］. 中国医学伦理学，2017，30（8）：978－981.

［8］ 陈龙. 大陆安宁疗护的法治化探索［J］. 医学研究与教育，2019，36（3）：55－61.

［9］ 陈钒，张欢. 台湾地区姑息医学制度的建立及法律实践［J］. 医学与哲学（临床决策论坛版），2011，32（1）：18－20，25.

（李　燕　刘　艳）